中医脉学名著名家点评与临证心得丛书

总主编◎李灿东

奇经八脉考 脉诀阐微 点评与临证心得

王忆勤 富文俊◎主编

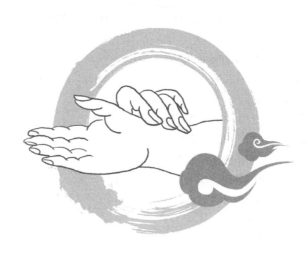

中国健康传媒集团
中国医药科技出版社

U0206834

内 容 提 要

《奇经八脉考》，经脉专书，1 卷，明代李时珍撰。此书为研究奇经八脉之专论。李氏参考历代有关文献，对十二正经以外的阴维、阳维、阴跷、阳跷、任、督、带、冲八脉循行路线和主治病证，进行了整理和说明，并提出个人见解。其对奇经理论之阐发，为临床从奇经论治提供了依据，尤以冲、任、督、带等脉主证与妇科临床密切相关。《脉诀阐微》共五篇，第一篇主要讲述切脉的方法以及脉象和病机；第二篇论相兼脉的意义；第三篇阐述寸、关、尺三部脉象的病因病机；第四篇讲述如何以脉象分生死；第五篇论妇人小儿脉、男女脉象的区别，以及辨妇人、小儿脉的特殊方法。书中提及了 38 种脉象，但静脉、搏脉、躁脉等，临床鲜有提及。本书内容主要分为古籍原文、点评、临证心得三大部分，以古籍原文为主线，对书中的重点内容做了点评和临证心得，使内容条理清晰，直观实用，可供中医专业院校师生、中医临床医生和广大中医爱好者参考阅读。

图书在版编目（CIP）数据

奇经八脉考脉诀阐微点评与临证心得 / 王忆勤，富文俊主编 . —北京：中国医药科技出版社，2023.12

（中医脉学名著名家点评与临证心得丛书）

ISBN 978-7-5214-4094-2

Ⅰ . ①奇… Ⅱ . ①王…②富… Ⅲ . ①奇经八脉 Ⅳ . ① R224.1

中国国家版本馆 CIP 数据核字（2023）第 150887 号

美术编辑 陈君杞
版式设计 也 在

出版 中国健康传媒集团 ︳中国医药科技出版社
地址 北京市海淀区文慧园北路甲 22 号
邮编 100082
电话 发行：010-62227427 邮购：010-62236938
网址 www.cmstp.com
规格 710×1000mm $\frac{1}{16}$
印张 5 $\frac{3}{4}$
字数 90 千字
版次 2023 年 12 月第 1 版
印次 2023 年 12 月第 1 次印刷
印刷 北京市密东印刷有限公司
经销 全国各地新华书店
书号 ISBN 978-7-5214-4094-2
定价 **19.00 元**

获取新书信息、投稿、为图书纠错，请扫码联系我们。

编委会

脉诊是中医最具特色的诊察方法之一，是古代医家在诊治疾病过程中不断摸索而建立起来的，其理论源于实践，内容源远流长。但脉诊方法摸索、形成的过程，尚无准确的考古学研究成果。

关于脉诊的最早记载，可以上溯到两千五百多年前。史传，扁鹊是最早的脉诊名家。早期对脉诊的论述，散见于相关的古籍之中。《黄帝内经》对脉诊的方法、诊脉部位、脉象特征、脉象主病等，都有具体而详细的论述。《难经》在脉诊方面继承并发扬了《黄帝内经》的脉学成就，提倡诊脉独取寸口的理论。汉代张仲景则在临床平脉辨证、脉证并举上多有发挥。西晋王叔和所著的《脉经》是中医学史上现存最早的脉学专著。王叔和基于前人经验对脉诊理论和临床应用进行发掘和系统阐释，对脉诊的发展做出了巨大贡献。唐宋至金元时期，医家对脉诊越发重视，出现了大量的脉诊专著，促进了脉诊的普及、提高。金元四大医学流派的代表人物刘完素、李杲、朱震亨、张从正的学术观点各异，但都重视脉诊的临床运用，都以各自丰富的临床经验，充实并发展了脉证结合的内容。

为启迪后学，并将脉诊类古籍发扬光大，我社组织中医诊断学和文献整理专业的专家编写，出版了《中医脉学名著名家点评与临证心得丛书》。本丛书遴选历代名医与脉学相关的名著，旨在以经典理论为纽带，以精深的点评及实用的临证心得为特点，打造一套适合中医专业院校师生、中医临床工作者和广大中医爱好者学习参考的图书。

丛书内容主要分为古籍原文、点评、临证心得三大部分。其中，古籍原文部分，是全书内容的主线，并对古籍中出现的冷僻费解或具有特定含义的字词、术语等内容予以注释；点评部分，是抓住书中的主旨精论、蕴含深义、疑惑谬误之处，予以点拨评议，或考证比堪，溯源寻流；临证心得部分，是将原文中相关内容结合临床实际或临床典型案例，对其进行细致解析，并予以归纳、提炼，帮助读者深入体会，以期达到注重临床、讲求实用之目的。全书内容条理清晰、直观实用，旨在帮助读者从读经典入手，吸纳先贤行医经验，深入学习和理解脉学相关知识，在临床上学以致用，提高临证水平。

希望本丛书的出版，能够为诵读脉学医籍经典、切于临床实用、培养中医临床人才贡献一份力量。在此过程中，我们期待广大读者的帮助和指点。

中国医药科技出版社有限公司

2023 年 8 月

前言

中医学在数千年的发展历程中，创造积累了丰富的医学理论与实践经验，仅就文献而言，现存的中医古籍就有一万三千余种。中医学独特的理论体系与临床实践，在人类社会关注健康、重视保护文化多样性和非物质文化遗产的背景下，显现出更加旺盛的生命力。中医经典著作，来自古代，文辞深奥难懂。为发皇中医古籍奥义，推陈出新，启迪后学，我们尝试编撰一部将中医古籍与现代医家临证经验有机结合的参考书，供中医院校师生、中医临床工作者和广大中医爱好者学习参考。

《奇经八脉考》为明代著名的中医药学家李时珍因感"八脉散在群书者，略而不悉，医不知此，罔探病机"，而详加考证所著。全书共17篇，内容简要，原委精详，经纬贯彻，篇目井然，颇为后世医家称赞。奇经八脉的内容最早见于《黄帝内经》，散见于各篇中，且内容间有重复，虽未形成系统理论，但其内容精辟，此后医家关于奇经八脉的论述均以此为基础。《难经》首用奇经八脉之名，对《黄帝内经》中相关内容作了汇编，论述了奇经八脉的循行起止、作用及所主疾病，并提出奇经八脉作为十二经脉"沟渠满溢"后的场所，起到调节十二经气血的作用。后世历代医家对奇经八脉虽有研究，但均不够详尽。因此，李时珍参考古籍，采百家之长，并遵循经典之旨，贯通古代多部专著于《奇经八脉考》一书。该书不仅对八脉分布路线进行了系统的整理，还阐述了奇经为病的基本病理变化，提出了"因病药之"的奇经治则，确立了奇经病证辨证施治的初步规范等。

《奇经八脉考》在中医药发展史中占有重要地位，为方便读者学习《奇经八脉考》一书，我们以1956年人民卫生出版社影印的万历癸卯（1603年）张鼎思的《濒湖脉学·奇经八脉考·脉诀考证》刻本为底本，以清总校官王燕绪、详校官太医院医士赵正池等编修的《钦定四库全书·子部·奇经八脉考》（大学士于敏中家藏本）为主校本，重新对该书进行了校注。编者们对于主校本中的误作、同义字、通假字等等作了大量校正，同时附录了部分病案以供参考，本书资料丰富，内容精专，为中医学术研究提供了可靠的资料，具有较高的文献价值。

《脉诀阐微》为清初名医陈士铎所著。陈士铎生平著述颇丰，据初步考证，其现存著作有《石室秘录》《洞天奥旨》《辨症玉函》《脉诀阐微》《辨证录》《本草新编》《外经微言》7 种。《脉诀阐微》多作为《辨证录》之附录流传，另有两种单行本。该书共一卷，分五篇，主要论述诊脉方法、临床脉象特征及病因病机。编写团队经过前期版本调研，选择清代乾隆年间《脉诀阐微》刻本为底本，援引《内经》《难经》《辨证录》《洞垣全书》等通行本，适当补充校注的旁证，确保古籍原文准确。在校勘过程中，我们体会最深的是版本源流的考察、对本校的理解与应用、他校的史源及引文方式的考察。同时，在校勘的基础上，书中还插入精炼的点评和实用的临证心得，这是本书的一大特色，以帮助读者提纲挈领地掌握全书主旨，深入领会文义，进一步提升本书的临床实用价值。希望本书的出版，能够带您回归经典，重温中医智慧，从中获得启迪。

由于编者的学术水平，书中难免有不妥和疏漏之处，恳请专家、同道和读者批评指正，以待再版时修改、完善。

编者

2023 年 6 月

目

录

奇经八脉考

脉诀阐微

奇经八脉考

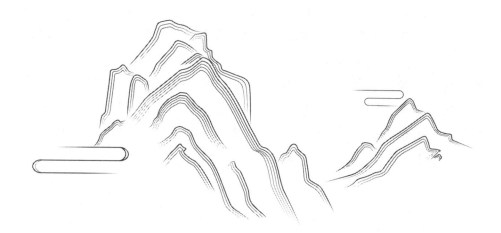

奇经八脉总说

凡人一身，有经脉、络脉，直行曰经，旁支曰络。经凡十二，手之三阴三阳，足之三阴三阳是也。络凡十五，乃十二经各有一别络，而脾又有一大络，并任督二络，为十五也。《难经》作阴络、阳络。共二十七气，相随上下，如泉之流，如日月之行，不得休息。故阴脉营于五脏，阳脉营于六腑。阴阳相贯，如环无端，莫知其纪，终而复始。其流溢之气，入于奇经，转相灌溉，内温脏腑，外濡腠理。奇经凡八脉，不拘制于十二正经，无表里配合，故谓之奇。盖正经犹夫沟渠，奇经犹夫湖泽。正经之脉隆盛，则溢于奇经。故秦越人比之天雨降下，沟渠溢满，霶霈①妄行，流于湖泽，此发《灵》《素》未发之秘旨②也。八脉散在群书者，略而不悉，医不知此，罔探病机；仙不知此，难安炉鼎③。时珍不敏，参考诸说，萃集于上，以备学仙学医者，筌蹄④之用云。

点 评

奇经之名，时珍以其不拘制于十二正经、无表里配合释之，并以正经如沟渠、奇经如湖泽阐释两者之间的功能关联，影响深远，现行中医理论基本沿袭此说。《四库全书总目提要》曾评价曰："考明初滑寿尝撰《十四经发挥》一卷，于十二经外，益以督任二脉，旧附刊薛己《医案》之首案：薛己《医案》凡一本，其一本不载此书，医家据为绳墨。时珍此书更加精核，然皆根据《灵枢》《素问》以究其委曲而得其端绪。此以知征实之学，由于考证，递推递密，虽技亦然矣。"

---

① 霶霈（pāngpèi）：大雨。

② 旨：四库本作"者"。

③ 炉鼎：外丹炼丹用具，多借指内丹丹田。

④ 筌（quán）蹄：筌，捕鱼竹器；蹄，捕兔网。比喻为达到目的所使用手段或工具。《庄子·外物》："筌者所以在鱼，得鱼而忘筌；蹄者所以在兔，得兔而忘蹄。"

八脉

奇经八脉者，阴维也，阳维也，阴跷也，阳跷也，冲也，任也，督也，带也。阳维起于诸阳之会，由外踝而上行于卫分；阴维起于诸阴之交，由内踝而上行于营分，所以为一身之纲维也。阳跷起于跟中，循外踝上行于身之左右，阴跷起于跟中，循内踝上行于身之左右，所以使机关之跷捷也。督脉起于会阴，循背而行于身之后，为阳脉之总督，故曰阳脉之海。任脉起于会阴，循腹而行于身之前，为阴脉之承任，故曰阴脉之海。冲脉起于会阴，夹脐而行，直冲于上，为诸脉之冲要，故曰十二经脉之海。带脉则横围于腰，状如束带，所以总约诸脉者也。是故阳维主一身之表，阴维主一身之里，以乾坤言也。阳跷主一身左右之阳，阴跷主一身左右之阴，以东西言也。督主身后之阳，任冲主身前之阴，以南北言也。带脉横束诸脉，以六合①言也。是故医而知乎八脉，则十二经、十五络之大旨得矣。仙而知乎八脉，则虎龙②升降，玄牝③幽微之窍妙得矣。

🔲 点 评

总言八脉之名及其循行，并由此阐明和概括八脉之功能：阳维、阴维为一身之纲维，阳跷、阴跷使机关之跷捷，督脉为阳脉之海，任脉为阴脉之海，冲脉为十二经脉之海，带脉总约诸脉。

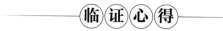

在今本《黄帝内经》中虽无"奇经八脉"之明确表述及专篇，但已有与之相关的内容散见于《素问·骨空论篇》《灵枢·经别》《灵枢·脉度》等。其后《黄帝八十一难经》则已明确提出"奇经八脉"之概念，对后世

---

① 六合：上下和东南西北。《庄子·齐物论》："六合之外，圣人存而不论。"

② 虎龙：道教称水火为龙虎。

③ 玄牝：道家指孳生万物的本源，比喻道。

影响极大。后世言奇经八脉者，多引《难经》之说。另据晋代皇甫谧《针灸甲乙经》所引东汉时期之古《明堂经》，可见奇经八脉与腧穴归经之类内容。基于此，国医大师张灿玾先生认为，奇经八脉学说的形成与完成，定在古《明堂经》之前，从时间上推定，应在东汉中期或前期。明代李时珍《奇经八脉考》遍引历代文献，集诸家之大成，加以考证，对奇经八脉之起止循行、脉气所发之腧穴、八脉之功用、病候、治法、方药等进行了大量补充发挥，可谓是"研究八脉学说之最有成就者"（张灿玾语）。

李时珍之后，关于奇经八脉病证论治的论述愈趋增多，在内、妇诸科的医案中记载不少，其中尤以清代医家叶天士《临证指南医案》最具创见和代表性。叶天士认为："下元之损，必累八脉。"奇经八脉之虚证多由下元肝肾受损所致，常见遗精、月经不调、崩漏带下诸证，叶氏擅以鹿茸、鹿角胶、河车、龟版、阿胶、鳖甲等血肉有情之品治之。奇经八脉之实证则多由奇经气血痹阻所致，常见男子内结七疝、女子带下瘕聚等病证。叶氏认为："奇经为病，通因一法，为古圣贤之定例。""奇经之结实者，古人必用苦辛，和芳香以通脉络。其虚者，必辛甘温补，佐以流行脉络。务在气血调和，病必痊愈。"临证常选用生地、当归、山楂、丹皮、香附、青皮等治之。

阴维脉

　　阴维起于诸阴之交，其脉发于足少阴筑宾穴，为阴维之郄，在内踝上五寸
腨^①肉分中。上循股内廉^②，上行入小腹，会足太阴、厥阴、少阴、阳明于府
舍，在腹哀下三寸，去腹中行四寸半。上会足太阴于大横、腹哀，大横在腹哀下
一寸五分，腹哀在日月下一寸五分，并去腹中行四寸半。循胁肋，会足厥阴于期门，
直乳下一寸半。上胸膈，挟咽，与任脉会于天突、廉泉，上至顶前而终。天突
在结喉下四寸半宛宛^③中，廉泉在结喉下二寸中央是穴。凡一十四穴。

---

①　腨（shuàn）：小腿肚子。《说文·肉部》："腨，腓肠也。"

②　廉：边，侧边。

③　宛宛：俞穴之所在筋骨间凹陷处。

阳维脉

阳维起于诸阳之会，其脉发于足太阳金门穴，在足外踝下一寸五分。上外踝七寸，会足少阳于阳交，为阳维之郄，在外踝上七寸，斜属二阳之间。循膝外廉，上髀厌，抵少腹侧，会足少阳于居髎，在章门下八寸，监骨上陷中。循胁肋，斜上肘上，会手阳明、手足太阳于臂臑，在肘上[①]七寸，两筋罅[②]陷中，肩髃下一寸。过肩前，与手少阳会于臑会、天髎，臑会在肩前廉，去肩端三寸宛宛中，天髎在缺盆中，上毖骨际陷中央。却会手足少阳、足阳明于肩井，在肩上陷中，缺盆上，大骨前一寸五分。入肩后，会手太阳、阳跷于臑俞，在肩后，大骨下胛上廉陷中。上循耳后，会手足少阳于风池，在耳后发际陷中。上脑空、承灵后一寸半，夹玉枕骨下陷中。承灵、正营后一寸半。正营、目窗后一寸。目窗、临泣后一寸。临泣，在瞳人直上，入发际五分陷中。下额与手足少阳、阳明五脉会于阳白，眉上一寸，直[③]瞳仁相对。循头入耳，上至本神而止。本神直耳上入发际中。凡三十二穴。

---

① 上：四库本误作"下"。

② 罅（xià）：缝隙。

③ 直：四库本无。

二维为病

越人曰：阳维、阴维者，维络于身，溢畜①不能环流灌溉诸经者也。故阳维起于诸阳之会，阴维起于诸阴之交。阳维维于阳，阴维维于阴，阴阳不能自相维，则怅然失志，溶溶不能自收持。又曰：阳维为病苦寒热，阴维为病苦心痛。溶溶，缓慢貌。

张洁古曰：卫为阳，主表。阳维受邪为病在表，故苦寒热；营为阴，主里。阴维受邪，为病在里，故苦心痛。阴阳相维，则营卫和谐矣。营卫不谐，则怅然失志，不能自收持矣。何以知之？仲景云：病常自汗，是卫气不与营气和也，宜桂枝汤和之。又云：服桂枝反烦不解，先刺风池、风府，却与桂枝汤。此二穴，乃阳维之会也。谓桂枝后，尚自汗、发热、恶寒，其脉寸浮尺弱而反烦，为病在阳维，故先针此二穴。仲景又云：脏无他病，时发热，自汗出而不愈，此卫气不和也，桂枝汤主之。

又曰：阴维为病，苦心痛，治在三阴之交。太阴证，则理中汤；少阴证，则四逆汤；厥阴证，则当归四逆汤、吴茱萸汤主之。

李濒湖曰：阳维之脉，与手足三阳相维，而足太阳、少阳则始终相联附者。寒热之证，惟二经有之。故阳维为病，亦苦寒热，盖卫气昼行于阳，夜行于阴，阴虚则内热，阳虚则外寒。邪气在经，内与阴争而恶寒，外与阳争而发热，则寒热之在表而兼太阳证者，有汗当用桂枝，无汗当用麻黄，寒热之在半表半里而兼少阳证者，当用小柴胡加减治之。若夫营卫慄卑②而病寒热者，黄芪建中及八物汤之类主之。洁古独以桂枝一证属之阳维，似未扩充。至于阴维为病，主心痛，洁古独以三阴温里之药治之，则寒中三阴者宜矣。而三阴热厥作痛，似未备矣。盖阴维之脉，虽交三阴而行，实与任脉同归，故心痛多属少阴、厥阴、任脉之气上冲而然。暴痛无热，久痛无寒，按之少止者为虚，不可按近者为实。凡寒痛，

---

① 畜（xù）：积聚，后作"蓄"。《易·序卦》："比必有所畜。"

② 慄（dié）卑：慄，恐惧，怯弱；卑，低下。《伤寒论·平脉法》："卫气弱，名曰慄；荣气弱，名曰卑；卑慄相搏，名曰损。"

兼少阴及任脉者，四逆汤；兼厥阴者，当归四逆汤；兼太阴者，理中汤主之。凡热痛，兼少阴及任脉者，金铃散、延胡索散；兼厥阴者，失笑散；兼太阴者，承气汤主之。若营血内伤，兼夫任、冲、手厥阴者，则宜四物汤、养营汤、妙香散之类。因病药之，如此则阴阳虚实，庶乎其不差矣。

王叔和《脉经》曰：寸口脉，从少阴斜至太阳，是阳维脉也。动苦肌肉痹痒，皮肤痛，下部不仁，汗出而寒，又苦颠仆羊鸣，手足相引，甚者失音不能言，宜取客主人。在耳前起骨上廉开口有空，乃手足少阳、阳明之会。

又曰：寸口脉，从少阳斜至厥阴，是阴维脉也。动苦癫痫，僵仆羊鸣，又苦僵仆失音，肌肉痹痒，应时自发汗出，恶风身洗洗然也。取阳白、金门、见前。仆参。见阳跷。

濒湖曰：王叔和以癫痫属阴维、阳维，《灵枢经》以癫痫属阴跷、阳跷，二说义异旨同。盖阳维由外踝而上，循阳分而至肩肘，历耳额而终行于卫分诸阳之会。阴维由内踝而上，循阴分而上胁至咽，行于营分诸阴之交。阳跷起于跟中，循外踝上行于股外，至胁肋肩髆，行于一身之左右，而终于目内眦。阴跷起于跟中，循内踝上行于股内，阴气行于一身之左右，至咽喉，会任脉而终于目内眦。邪在阴维、阴跷则发癫；邪在阳维、阳跷则发痫。痫动而属阳，阳脉主之；癫静而属阴，阴脉主之。大抵二疾当取之四脉之穴，分其阴阳而已。

王叔和曰：诊得阳维脉浮者，暂起目眩。阳盛实者，苦肩息，洒洒如寒。诊得阴维脉沉大而实者，苦胸中痛，胁下支满心痛。其脉如贯珠者，男子两胁下实，腰中痛，女子阴中痛，如有疮状。

《素问·腰痛论》曰：阳维之脉，令人腰痛。痛上怫[1]然肿，刺阳维之脉与太阳合腨间，去地一尺。

王启玄曰：阳维起于阳，则太阳之所生，并行而上至腨，下复与太阳合而上也，去地一尺，乃承山穴也。在锐腨之下分内间陷中，可刺七分。

肉里之脉，令人腰痛，不可以咳。咳则筋缩急，刺肉里之脉为二痏。在太阳之外，少阳绝骨之后。

王启玄曰：肉里之脉，少阳所生，阳维脉气所发，绝骨之后，阳维所过

---

① 怫（fú）：隆起貌。

分肉穴也。在足外踝，直上绝骨之端，如后二分，筋肉分间，刺可五分。

飞阳之脉，令人腰痛。痛拂拂然，甚则悲以恐。

启玄曰：此阴维之脉也，去内踝上五寸腨分中，并少阴经而上也。刺飞阳之脉，在内踝上一寸，少阴之前，与阴维之会，筑宾穴也。

《甲乙经》云：太阳之络，别走少阴者，名曰飞阳。

回 点 评

以上详言阴维脉、阳维脉之循行，以及与相关正经的关联。引述《黄帝内经》《针灸甲乙经》《脉经》与王冰、张元素等前贤医家关于两脉病症及其治疗的论说，并加以发挥。所用诸方以仲景经方为主，兼及后世时方。

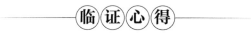

《黄帝内经素问·刺腰痛篇》已见阳维、阴维之名，但对其起点、循行分布和相关穴位并无详论。《难经·二十八难》提出了二维脉的起点："阳维起于诸阳会也，阴维起于诸阴交也。"《针灸甲乙经》指出了二维脉的郄穴与交会穴，但未系统阐述其循行。其后杨上善《黄帝内经太素》、王焘《外台秘要》、滑寿《十四经发挥》、李时珍《奇经八脉考》等历代医家著述对二维脉之起点、循行分布及交会穴等问题又予以不同程度的阐发和补充。

阴维脉、阳维脉可维系阴阳诸经，调节溢蓄十二正经之气血。阴维主一身之里，阴维脉与手厥阴经、足三阴经及任脉关联密切。阳维主一身之表，与手足太阳经、手足少阳经及督脉关联密切。清代医家黄元御《难经悬解》曰："阳维主一身之表，病则表伤而苦寒热。阴维主一身之里，病则里伤而苦心痛。"除了阳维脉失常可见寒热表证，阴维脉失常可见心痛等里证外，二维脉失常还可见肘部、腰腿部病证以及神志疾患。阴维脉病证可灵活选用理中汤、四逆汤、当归四逆汤、吴茱萸汤等经方加减，阳维脉病证可选用桂枝汤、麻黄汤、小柴胡汤、黄芪建中汤、八物汤等加减。

例如，清代医家王旭高《环溪草堂医案》中曾记载一虚损医案如下：

"阳维为病苦寒热，阴维为病苦心痛，阳维维于阳，阳气弱则腹痛而便溏；阴维维于阴，营阴虚则心痛而舌红也。脉微形瘦，阴阳并损，损及奇经，当以甘温。"对此阴阳二维为病，王旭高便处以黄芪、桂枝、当归、炙甘草、白芍、川贝、陈皮、砂仁、鹿角霜。

阴跷脉

阴跷者，足少阴之别脉，其脉起于跟中，足少阴然谷穴之后，然谷在内踝前下一寸陷中。同足少阴循内踝下照海穴，在内踝下五分。上内踝之上二寸，以交信为郄，交信在内踝骨上，少阴前、太阴后筋骨间。直上循阴股入阴，上循胸里入缺盆，上出人迎之前，至咽咙，交贯冲脉，入頄①内廉，上行属目内眦，与手足太阳、足阳明、阳跷五脉，会于晴明而上行。晴明在目内眦外一分宛宛中。凡八穴。

张紫阳②《八脉经》云："八脉者，冲脉在风府穴下，督脉在脐后，任脉在脐前，带脉在腰，阴跷脉在尾闾③前阴囊下，阳跷脉在尾闾后二节，阴维脉在顶前一寸三分，阳维脉在顶后一寸三分。"凡人有此八脉，俱属阴神，闭而不开，惟神仙以阳气冲开，故能得道。八脉者，先天大道之根，一气之祖。采之惟在阴跷为先，此脉才动，诸脉皆通。次督、任、冲三脉，总为经脉造化之源。而阴跷一脉，散在丹经，其名颇多，曰天根、曰死户、曰复命关、曰酆都鬼户、曰死生根，有神主之，名曰桃康④，上通泥丸，下透涌泉。倘能知此，使真气聚散，皆从此关窍，则天门⑤常开，地户⑥永闭，尻脉⑦周流于一身，贯通上下，和气自然上朝，阳长阴消，水中火发，雪里花开。所谓天根月窟闲来往，三十六宫都是春。得之者，身体轻健，容衰返壮，昏昏默默，如醉如痴，此其验也。要知西南之乡，乃坤地，尾闾之前，膀胱之后，小肠之下，灵龟⑧之上，此乃天地逐日所生，

---

① 頄（qiú）：指颧部。
② 张紫阳：北宋道家，本名伯端，号紫阳真人。
③ 尾闾：指尾骨、骶骨。
④ 桃康：道教术语，指下元神。梁丘子注：桃康，下神名。主阴阳之事。
⑤ 天门：指头脑。
⑥ 地户：指生育之门。
⑦ 尻脉：指督脉。
⑧ 灵龟：指生殖器。

气根产铅①之地也，医家不知有此。

濒湖曰：丹书论及阳精河车，皆往往以任、冲、督脉、命门、三焦为说，未有专指阴跷者。而紫阳《八脉经》所载经脉，稍与医家之说不同。然内景隧道，惟返观者能照察之，其言必不谬也。

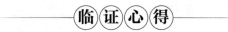

点 评

本节介绍了阴跷脉的循行路线、交会穴，道家对奇经八脉的循行与医家的认识有所不同，并且认为阴跷脉在人体经脉系统中发挥了重要作用，即"此脉才动，诸脉皆通"。李时珍认为体内的经络只有通过"内景返关"才能体察到，所以道家对八脉的描述是有依据的、可信的。不同时期关于跷脉循行路线的表述，体现出跷脉理论的发展演变过程。

临证心得

《灵枢·脉度》记载阴跷脉为足少阴肾经之别脉，《灵枢集注》记载阴跷脉营肾脏之水。阴跷脉从下肢内侧发出直上循阴股入于阴，肾经之照海穴与阴跷脉相交会，也是其经气所发之处，所以阴跷脉为足少阴肾经之别脉，且主营运肾水，与肾经关系紧密，通过经穴的"循经所过，主治所及"的治病特点可以用于治疗肾经相关疾病。此外，阴跷脉于目内眦睛明穴与膀胱经相交同行，而肾与膀胱相表里，阴跷脉与膀胱经经气相通，故而调理阴跷脉之气可以调节膀胱气化功能。

---

① 铅：指真阴。

阳跷脉

阳跷者，足太阳之别脉，其脉起于跟中，出于外踝下足太阳申脉穴，在外踝下五分陷中，容爪甲白肉际。当踝后绕跟，以仆参为本，在跟骨下陷中，拱足得之。上外踝上三寸，以附阳为郄，在外踝上三寸，足太阳之穴也。直上循股外廉，循胁后、胛上，会手太阳、阳维于臑俞，在肩后大骨下胛上廉陷中。上行肩髃[①]外廉，会手阳明于巨骨，在肩尖端上行，两叉骨罅间陷中。会手阳明、少阳于肩髃，在膊骨头肩端上，两骨罅陷宛宛中，举臂取之有空。上人迎夹口吻，会手足阳明、任脉于地仓，夹口吻旁四分外，如近下有微脉动处。同足阳明上而行巨窌，夹鼻孔旁八分，直瞳子，平水沟。复会任脉于承泣，在目下七分，直瞳子陷中。至目内眦，与手足太阳、足阳明、阴跷五脉会于睛明穴，见阴跷下。从睛明上行入发际，下耳后，入风池而终。风池在耳后，夹玉枕骨下发际陷中。凡二十二穴。

《难经》曰：跷脉从足至目，长七尺五寸，合一丈五尺。

《甲乙经》曰：跷脉有阴阳，何者当其数？曰男子数其阳，女子数其阴。当数者为经，不当数者为络。气之在身也，如水之流，如日月之行不休。故阴脉营其脏，而阳脉营其腑。如环之无端，莫知其纪，终而复始。其流溢之气，内溉脏腑，外濡腠理。

▣ 点 评

本节介绍了阳跷脉的循行路线、交会穴。有关跷脉的记载最早见于《黄帝内经》中，《难经》对跷脉的循行和病候做了描述，历代医家如杨上善、孙思邈、滑寿等对跷脉的理论不断充实。本书中李时珍博采众长，在系统总结前人经验的基础上对二跷脉循行路径、与他经及脏腑联系、交会穴等有了更具体的说明，弥补了前人的不足，使跷脉理论更趋完善。

---

① 髃：指肩甲。

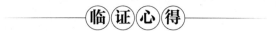

临证心得

　　跷脉是人体保持阴阳平稳正常的重要基础，阳跷脉行于表，联系六腑，主持在表阳气；阴跷脉行于里，与五脏相连，调节在里之阴气。阴跷脉下出与足少阴肾经，阳跷脉下连足太阳膀胱经，二跷脉于睛明相交，阴升阳降，使人体阴阳和合，达到阴平阳秘的平衡状态，如果患者处于阴阳失衡状态，可通过跷脉调和阴阳。此外，跷脉在卫气升降出入中起枢机作用，卫气分昼夜出入于阴阳，通过阴阳跷脉从目内眦到足跟而散布周身，跷脉是卫气运行的通道，对卫气运行起特殊调节作用。若卫气留于阳使阳跷脉气盛，则清醒而目张，导致失眠。因此，可以通过调节跷脉的阴阳盛衰来改善患者睡眠问题。

　　李牧月. 跷脉的古今文献整理研究［D］. 广西中医药大学，2019.

二跷为病

秦越人《难经曰》：阴络者，阴跷之络；阳络者，阳跷之络。阴跷为病，阳缓而阴急；阳跷为病，阴缓而阳急。

王叔和《脉经》曰：阴跷脉急，当从内踝以上急，外踝以上缓；阳跷脉急，当从外踝以上急，内踝以上缓。

又曰：寸口脉，前部左右弹者，阳跷也。动苦腰背痛，又为癫痫，僵仆羊鸣，恶风偏枯，痿痹 [①] 身体强。

又曰：微涩为风痹，并取阳跷，在外踝上三寸，直绝骨是穴。附阳穴也。

又曰：寸口脉，后部左右弹者，阴跷也。动苦癫痫寒热，皮肤淫痹。又为少腹痛里急，腰及髋窌下相连阴中痛，男子阴疝，女子漏下不止。髋，髀骨也。窌，腰下穴也。

又曰：癫痫瘛疭 [②]，不知所苦，两跷之下，男阳女阴。

张洁古曰：跷者，捷疾也。二脉起于足，使人跷捷也。阳跷在肌肉之上，阳脉所行，通贯六腑，主持诸表，故名为阳跷之络；阳跷在肌肉之下，阴脉所行，通贯五脏，主持诸里，故名为阴跷之络。阴跷为病，阴急，则阴厥胫直，五络不通，表和里病；阳跷为病，阳急，则狂走目不昧，表病里和。阴病则热，可灸照海、阳陵泉；在膝下一寸，胻外廉陷中，足少阳之合也，筋病治此。阳病则寒，可针风池、风府。在项后入发际一寸，大筋内宛宛中，督脉，太阳、阳维之会也。

又曰：在阳表者，当汗之。在阴里者，当下之。

又曰：癫痫昼发，灸阳跷，夜发，灸阴跷。

《素问·腰痛论》曰：腰痛不可举者，申脉、仆参举之。太阳之穴，阳跷之本也。

又曰：会阴之脉，令人腰痛，痛上漯漯然汗出，汗干令人欲饮，饮已

---

① 痿痹：顽痹。

② 瘛疭：指手足肌肉痉挛抽搐。《内经》："病筋脉相引而急，病名曰瘛疭。"

欲走，刺直阳之脉上三痏，在跷上郄下，五寸横居，视其盛者出血。

王启玄云：足太阳之脉，循腰下会于后阴，故曰会阴。直阳之脉，挟脊下行，贯臀至腘，循腨过外踝之后，条直而行者，故曰直阳之脉也。跷为阳跷所生，申脉穴也。跷上郄下，乃承筋穴也，即腨中央如外陷者中也。太阳脉气所发，禁针刺，但视其两腨中央有血络盛满者，乃刺之出血。

又曰：昌阳之脉，令人腰痛，痛引膺，目䀮䀮[①]然，甚则反折，舌卷不能言。刺内筋为三痏，在内踝上、大筋前、太阴后，上踝二寸所。

王启玄云：阴跷起于然谷之后，上内踝之上，循阴股入阴，而循腹入胸里、缺盆，上出人迎之前，入頄内廉，属目内眦，会于太阳、阳跷而上行，故病状如此。内筋即阴跷之郄，交信穴也。

《素问·缪刺论》曰：邪客于足阳跷之脉，令人目痛，从内眦始。刺外踝之下半寸所，各二痏。即申脉也。左刺右，右刺左，如人行十里顷而已。

《灵枢经》曰：目中赤痛，从内眦始，取之阴跷。交信穴也。

又曰：风痉反折，先取足太阳及腘中及血络出血。若中有寒邪，取阴跷及三毛上及血络出血。

李濒湖云：足太阳，京骨穴也。在足外侧小指本节后大骨下，赤白际陷中，针三分，灸七壮。腘中，委中穴也，在曲膝后横文中，针三分。阴跷，取交信穴，见前。三毛，大敦穴也，在足大指外侧三毛中，肝脉之井也，针三分，灸三壮。血络者，视其处有络脉盛满者，出其血也。

又曰：阴跷阳跷，阴阳相交，阳入阴，阴出阳，交于目锐眦。阳气盛则瞋目，阴气盛则瞑目，热厥取足太阳、少阳。

《甲乙经》曰：人病目闭不得视者，卫气留于阴，不得行于阳，留于阴则阴气盛，阴气盛则阴跷满，不得入于阳则阳气虚，故目闭也。

病目不得瞑者，卫气不得入于阴，常留于阳。留于阳则阳气满，阳气满则阳跷盛，不得入于阴则阴气虚，故目不瞑也。

《灵枢》曰：五谷入于胃也，其糟粕、津液、宗气分为三隧。故宗气积于胸中，出于喉咙，以贯心肺而行呼吸焉。营气者，泌其津液，注之于

---

① 䀮䀮：指视物昏暗，模糊不清。

脉，化而为血，以荣四末，内注五脏六腑，以应刻数焉。卫气者，出其悍气之慓疾，而先于四末分肉皮肤之间而不休焉。昼日行于阳，夜行于阴，常从足少阴分间，行于五脏六腑。今厥气客于五脏六腑，则卫气独卫其外行于阳，不得入于阴。行于阳则阳气盛，阳气盛则阳跷陷，不得入于阴则阴气虚，故目不瞑也。治当补其不足，泻其有余，以通其道而去其邪，饮以半夏汤一剂。阴阳已通，其卧立至。其方用流水千里以外者八升，扬之万遍，取其清五升煮之，炊以苇薪，火沸置秫米一升，治半夏五合，徐炊令至一升半，去其滓，饮汁一小杯，曰三稍益，以知为度。故其病新发者，覆杯则卧，汗出则已，久者三饮而已。

李濒湖云：《灵枢》有云足太阳之筋为目上纲，足阳明之筋为目下纲，寒则筋急目不合，热则筋纵目不开。又云壮者血气盛、肌肉滑，营卫不失其常，故昼精而夜瞑；老人气血衰、气道涩，卫气内伐，故昼不精，而夜不瞑。又云多卧者，肠胃大而皮肤涩，分肉不解，卫气行迟故也。张子和云：思气所至为不眠、为嗜卧。巢元方云：脾病困倦而嗜卧，胆病多烦而不眠。王叔和《脉经》云：水流夜疾有声者，土休故也，人亦应之。人夜卧，则脾不动摇，脉为之数疾也。一云脾之候在睑，睑动则知脾能消化也。脾病则睑涩嗜卧矣。数说皆论目闭目不瞑，虽不言及二跷，盖亦不离乎阴阳营卫虚实之理。可互考者也。

◨ 点 评

本节介绍了二跷脉发生病变的情况。二跷脉的循行起于足部，最后上行脑部，跷脉为病复杂多样，可见痹证、癫痫、手足拘挛、崩漏、癃闭、前阴疼痛、疝气、目痛、不寐等等，文中对治法、取穴、方药都有论述，这对后世医家应用跷脉理论解决临床问题有很好的借鉴意义。现代有学者经文献研究后发现，运用跷脉理论治疗的病症排名前三位的是：睡眠障碍、中风后偏瘫及下肢功能障碍，与古人的应用比较一致。总体来说，跷脉理论的临床应用还有许多值得探索的内容。

临证心得

"跷"直观表示阴跷脉、阳跷脉都起于足部，行于下肢，又提示二脉的生理功能与下肢有关，历代医家十分重视跷脉的临床应用。例如《针灸大成》以照海为主穴，配合其他穴治30余症；以申脉为主穴，配合其他穴治20余症。现代医家进一步发挥，阴阳跷脉以主治头目、四肢、脑之疾病为主，阳跷脉多治肩背腰腿在表之疾，阴跷多去心腹、胁肋在里之疾，二脉又同至头目、入脑。因此，在治疗神志病、目疾、睡眠障碍、肢体拘挛、中风偏瘫、足内外翻、手足麻痹、腰背强直以及疝气、崩漏、胁肋疼痛、少腹痛等疾病过程中应重视跷脉的应用。在治疗脑部疾病中，针刺跷脉交会穴申脉、照海对老年痴呆的恢复具有良好作用。对小脑萎缩后行走不稳，呈宽肩步态的患者，取申脉、风池，照海、睛明行针刺疗法，调节人体之阴阳，收效良好。通过跷脉治疗不寐或者多寐时也有良好疗效，停止治疗后不易复发，患者自然入睡，醒后没有服安眠药那种昏沉感，且作用持久不易产生反弹，没有明显的不良反应。在治疗足内翻时，通过阴阳跷脉的调节可以使足背屈、外翻肌群兴奋，抑制和拮抗内翻、跖屈肌，调节肌力平衡，从而缓解足内翻肌痉挛。

举例：李某，女，4岁，1997年6月7日诊。其母代诉：夜间睡眠过熟，不自觉排尿，不分冬夏，每夜尿床。查：发育、营养状况尚可，无明显异常。针交信（左）、跗阳（右）、攒竹（双）穴。手法：泻交信、补跗阳、攒竹平补平泻。每日1次，共7天。二诊：夜间已无遗尿。遂按上方再针治1疗程，以巩固疗效。随访无遗尿。

张惠萍.针刺阴阳跷脉治疗遗尿32例［J］.安徽中医学院学报，2000（04）：43-44.

冲脉

冲为经脉之海，又曰血海[①]，其脉与任脉，皆起于少腹之内胞中。其浮而外者，起于气冲，一名气街，在少腹毛中两旁各二寸，横骨两端，动脉宛宛中，足阳明穴也。并足阳明、少阴二经之间，循腹上行至横骨，足阳明去腹中行二寸，少阴去腹中行五分，冲脉行于二经之间也。横骨在阴上横骨中，宛如偃月，去腹中行一寸半。挟脐左右各五分，上行历大赫、横骨上一寸，去腹中行一寸半。气穴、即胞门一名子户、大赫上一寸，去腹中行一寸半，少阴、冲脉之会。四满、气穴上一寸。中注、四满上一寸。肓腧、中注上一寸。商曲、肓腧上二寸。石关、商曲上一寸。阴都、石关上一寸。通谷、阴都上一寸。幽门，通谷上一寸，夹巨阙两旁，各五分陷中。至胸中而散。凡二十四穴。

《灵枢经》曰："冲、任皆起于胞中，上循背里，为经络之海。其浮而外者，循腹右上行，会于咽喉，别而络唇口。血气盛则充肤热肉，血独盛则淡渗皮肤，生毫毛。妇人有余于气，不足于血，月下数脱血，任冲并伤，脉不荣其口唇，故髭须[②]不生。宦者去其宗筋，伤其冲任，血泻不复，皮肤内结，唇口不荣，故须亦不生。天宦不脱于血，而任冲不盛，宗筋不强，有气无血，唇口不荣，故须亦不生。"

《素问·水热穴论》曰："三阴之所交，结于脚也。踝上各一行者，此肾脉之下行也。名曰太冲。"

王启玄曰："肾脉与冲脉并下行，循足入而盛大，故曰太冲。一云冲脉起于气冲，冲直而通，故谓之冲。"

《素问·阴阳离合论》曰："圣人南面而立，前曰广明，后曰太冲。太冲之地，名曰少阴，其冲在下，名曰太阴。"

启玄曰："心脏在南，故前曰广明，冲脉在北，故后曰太冲。足少阴肾脉与冲脉合而盛大，故曰太冲。两脉相合为表里也。冲脉在脾之下，故曰

---

① 血海：冲脉与任脉、督脉汇合，容纳十二经脉的气血，凡五脏之血最终都归属冲脉，故冲脉为血海。

② 髭（zī）须：髭，指胡子。唇上曰髭，唇下为须。

其冲在下，名曰太阴。"

《灵枢经》曰："帝曰，少阴之脉独下行。何也？岐伯曰，不然。夫冲脉者，五脏六腑之海也。其上者出于颃颡[1]，渗诸阳，灌诸精。其下者注于少阴之大络，起于肾下，出于气街，循阴股内廉，斜入腘中，伏行骭骨内廉，并少阴之经，下入内踝之后，入足下。其别者并于少阴，渗三阴，斜入踝，伏行出属跗属，下循跗上，入大指之间，渗诸络而温足胫肌肉。故其脉常动，别络结则跗上不动，不动则厥，厥则寒矣。"

王海藏[2]曰："手少阳三焦相火为一腑，右肾命门为相火，心包主亦名相火，其脉同诊。肾为生气之门，出而治脐下，分三歧，上冲夹脐过天枢，上至膻中两乳间，元气所系焉。又足太阳之别，并足太阳正路入络膀胱，约下焉。三焦者，从头至心、心至脐、脐至足，为上中下三焦，其实真元一气也。故曰有脏无腑。"

《脉诀》云："三焦无状空有名，寄在胸中膈相应。一云：其腑在气街中，上焦在胃上口，治在膻中；中焦在胃管，治在脐旁；下焦在脐下膀胱上口，治在脐。经曰：原气者，三焦之别使也。肾间动气者，真元一气，分为三路，人之生命也，十二经之根本也。"

李濒湖曰："三焦即命门之用。与冲、任、督相通者，故附着于此。"

回 点 评

本节介绍了冲脉的循行特点，冲脉可分为五条路径，其中两条，循胸腹部上行，另有两条沿大腿内侧下行至足，还有一条则自少腹分出，贯脊行于背部。具体分布为：其一，从少腹内部再浅出气街部，与足少阴肾经相并上行，过脐旁，抵达胸中后，弥漫布散；其二，自胸中分布后，向上行到达鼻之内窍"颃颡"部；其三，起于肾下，出于气街，循阴股内廉，入腘中，经过胫骨内廉到内踝的后面入足下；其四，从胫骨内廉斜入足踝，到足跗上，循于足大趾；其五，从少腹分出向内贯脊，行于背。

本节强调了冲脉生理特点，冲脉是五脏六腑十二经精血之海，与妇人

---

[1] 颃颡（hángsǎng）：指咽喉。

[2] 王海藏：即王好古（1200—1264年），字进之，提出了内感阴证理论，是易水学派的代表人物之一。

月事，男性生殖密切关联，冲脉强盛则月经如期而至，冲脉受损，男性则髭须不生。冲脉在循行中并于足少阴，隶属于阳明，又通于厥阴，及于太阳。冲脉有调节肝、肾、胃气机升降的功能。

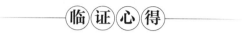

《说文解字》中"冲"是合并字，合并"冲"和"衝"。"冲"，从水从中。"冲，涌摇也"，引申为冲虚、冲和，即有"动"之意。"衝"从行从重，引申为通道，即"通"之意。之所以把冲脉作为"海"，是因为古人把十二经脉——手足三阴三阳脉比喻成江河，其经脉之气皆汇集于冲脉，即为阴阳之气汇聚成的"冲和之气"，而阴阳两仪浑圆一体，即化生万物之精髓元气也。故冲脉实为生命之根本，万物化生之源泉，是全部的阴阳精气发生之本原。[1]

冲脉不仅具有冲要之义，还含着冲（搏）动、输布的动力概念。正因为冲脉独具这种使气血周布的本能动力，才使其脉气遍及上下左右、前后内外，无所不至；才使其成为"诸脉之冲要"，顾有"十二经脉之海"和"五脏六腑之海"之称。加之冲脉与肾、肝、胃的关系紧密，临证考虑冲脉病证时，需要联系其关联脏腑共同把握。

冲脉与肾的关系：冲脉的起点与肾相近，且与足少阴肾经并行。肾主藏精，肾所藏的精微充足，以冲脉为通路，上行头面，下行至足，使精气输送至全身。从物质基础和经脉循行的角度，可知两者关系密切。肾之精气充足、阴阳调和，则冲脉平和，反之则为病。肾为水脏，真阳潜藏其中，若真阳虚弱不能潜藏而行于上，则会牵动冲脉之势；心在上，肾在下，水火相交，若心之阳气虚弱，则下焦肾中之寒水上冲，此两种皆为冲脉之病。

冲脉与肝的关系：肝主藏血，能调节血量，而冲脉为血海，肝又主疏泄，使一身之气条畅和达，肝气调和则冲脉气血和。足厥阴肝经，络阴器，与冲、任二脉相通，肝脏与冲脉关系密切。肝属风木，升发阳气，升发太过则生风病，风病的根源即阳气上升太过，在病理上与冲脉之"逆气里急"有相同的特征。张锡纯认为除冲脉自身可导致"冲气上冲"之外，肾虚、肝气恣横也是引起冲气上冲的主要因素。

冲脉与脾胃的关系：冲脉能灌诸阳、渗诸阴，人体气血由脾胃化生，脾为之使、胃为之市，故脾胃所化气血为冲脉正常发挥功能提供基础。足阳明与冲脉，两经脉并行，且两经的相交点在宗筋。另外，公孙穴为足阳明胃经和冲脉的交会穴，沟通两经经气，胃部疾病可以针刺公孙穴，也从侧面证明两者关系密切。脾胃居于中州，是人体气机升降之枢纽，胃气上逆与冲气上逆互相影响，张锡纯曰："冲脉之上系原隶阳明胃府，因冲气上冲，胃府之气亦失其息息下行之常，或亦转而上逆，阻塞饮食，不能下行……因腹中膨闷、哕气、呃逆连连不止。"因此，在处理相关病证时，需同时考虑胃气逆与冲气逆病机[2, 3]。

[1] 江一平，顾泳源. 冲脉初探 [J]. 新医药学杂志，1979（02）：28-29.

[2] 李春草，吕翠霞.《金匮要略》冲脉气逆证治探究 [J]. 山东中医药大学学报，2023，47（02）：164-168+178.

[3] 胡天俊，吴高鑫. 任脉释名浅析 [J]. 光明中医，2022，37（06）：968-970.

冲脉为病

越人《难经》曰："冲脉为病，逆气而里急。"

《灵枢经》曰："气逆上，刺膺中①陷下者，与下胸动脉。腹痛，刺脐左右动脉，按之立已。不已刺气街，按之立已。"

李东垣曰："秋冬之月，胃脉四道为冲脉所逆，胁下少阳脉二道而反上行，名曰厥逆。其证气上冲，咽不得息而喘息有音，不得卧。宜调中益气汤加吴茱萸五分，随气多少用之。《脾胃论》。夏月有此，乃大热之证，用黄连、黄柏、知母各等份，酒洗炒为末，白汤②和丸，每服一二百丸，空心③白汤下，即以美膳压之，不令停留胃中，直至下元，以泻冲脉之邪也。盖此病随四时寒热温凉治之。"

又曰："凡逆气上冲，或兼里急，或作燥热，皆冲脉逆也。若内伤病此，宜补中益气汤加炒柏、炒连、知母，以泄冲脉。凡肾火旺，及任、督、冲三脉盛者，则宜用酒炒黄柏、知母，亦不可久服，恐妨胃也。或腹中刺痛，或里急，宜多用甘草，或虚坐而大便不得者，皆属血虚，血虚则里急，宜用当归。逆气里急，膈咽不通，大便不行者，宜升阳泻热汤主之。方见《兰室秘藏》。麻木，厥气上冲，逆气上行，妄闻妄见者，宜神功丸主之。方见《兰室秘藏》。"

孙真人《千金方》云："咳唾手足厥逆，气从小腹上冲胸咽，其面翕热④如醉，因复下流阴股，小便难，时复冒者，寸脉沉，尺脉微，宜茯苓五味子汤，以治其气冲。其方用茯苓、五味子二钱、桂心、甘草一钱，水煎服。胸满者去桂。"

程篁墩曰："太平侯病膻中痛，喘呕吞酸，脐上一点气，上至咽喉如冰，每子后申时辄发，医以为大寒，不效。"

祝橘泉曰："此得之大醉及浓味过多，子后申时，相火自下腾上，故作

---

① 膺中：胸前两旁高处，即膺窗穴。

② 白汤：即白开水。

③ 空心：即空腹。

④ 翕热：形容热候之轻微。

痛也。以二陈加芩、连、栀子、苍术，数饮而愈。"[1]

《素问·痿论》曰："治痿独取阳明者，何也？"曰："阳明者，五脏六腑之海也，主润宗筋，宗筋主束骨而利机关。冲脉者，经脉之海，主渗灌溪谷，与阳明合于宗筋，会于气街，而阳明为之长，皆属于带脉，而络于督脉。故阳明虚则宗筋纵、带脉不引，故足痿不用。治之当各补其营而通其俞，调其虚实，和其逆顺，筋、脉、骨、肉各以其时受月，则病已。"谓肝甲乙、心丙丁、脾戊己主气，法时月也。[2]

李东垣曰："暑月病甚，则传肾肝为痿厥。痿，乃四肢痿软。厥，乃四肢如火，或如冰。心烦，冲脉气逆上，甚则火逆，名曰厥逆。故痿厥二病，多相须也。《经》曰：下气不足，则痿厥心悗[3]。宜以清燥去湿热之药，或生脉散合四苓散。加酒洗黄柏、知母，以泄其湿热。"

李濒湖曰："湿热成痿，乃不足中有余也，宜渗泄之药。若精血枯涸成痿，乃不足中之不足也，全要峻补之药。"

《灵枢经》曰："胸气有街，腹气有街，头气有街，胫气有街。故气在头者，止之于脑；气在胸者，止之膺与背俞；气在腹者，止之背俞与冲脉于脐之左右之动脉；气在胫者，止之于气街与承山踝上以下。取此者，用毫针，先按在上，久应手乃刺而与之。所治者，头痛、眩仆、腹痛、中满、暴胀，及有新积作痛。"

《素问·举痛论》曰："寒气客于冲脉，冲脉起于关元，随腹直上。寒气客则脉不通，脉不通则气因之，故喘动应手。"

王叔和《脉经》曰："两手脉浮之俱有阳，沉之俱有阴，阴阳皆盛，此冲、督之脉也。冲、督之脉，为十二经之道路也。冲、督用事。则十二经不复朝于寸口，其人若恍惚狂痴。"又曰："脉来中央坚实，径至关者，冲脉也。动苦少腹痛上抢心，有瘕疝、遗溺，胁支满烦，女子绝孕。"又曰："尺寸俱牢，直上直下，此乃冲脉，胸中有寒疝也。"

张仲景曰："伤寒动气在右[4]，不可发汗，汗之则衄而渴，心苦烦，饮水

---

[1] 此引自《李濂医史》之医话。

[2] 《诊要经终篇》记载："正月、二月，人气在肝；三月、四月，人气在脾；五月、六月，人气在头；七月、八月，人气在肺；九月、十月，人气在心；十一月、十二月，人气在肾。"

[3] 心悗（mán）：悗指心烦闷。

[4] 动气在右：脐右有气急速跳动，常指肺气虚。

即吐。先以五苓散，次以竹叶汤。不可下，下之则津液内竭，头眩，咽燥，鼻干，心悸。竹叶汤。动气在左①，不可发汗，汗之则头眩，汗不止，筋惕肉瞤，此为难治。或先用防风白术牡蛎汤，次用小建中汤。不可下，下之则腹里拘急不止，动气反剧，身虽有热，反欲拳。②先服甘草干姜汤，次服小建中汤。动气在上③，不可发汗，汗之则气上冲，正在心端。李根汤。不可下，下之则掌握，热烦，身热，汗泄，欲水自灌。竹叶汤。动气在下④，不可发汗，汗之则无汗，心中大烦，骨节疼、头痛目运，恶寒吐谷。先服大陈皮汤，次服小建中汤。不可下，下之则腹满，卒起头眩，食则下清谷，心下痞坚。甘草泻心汤。"

李濒湖曰："此乃脐之左右上下，有气筑筑然牢而痛，正冲、任、足少阴、太阴四经病也。成无己注文，以为左肝右肺，上心下脾，盖未审四脏乃兼邪耳。"

岐伯曰："海有东西南北，人亦有四海以应之。胃者水谷之海，其输上在气街，下至三里；冲脉为十二经之海，其输上在于大杼，下出于巨虚之上下廉；膻中者为气之海，其输上在于柱骨之上下，前在人迎。脑为髓之海，其输上在于盖，下在风府。气海有余，气满胸中悗息、面赤；气海不足，则气少不足以言。血海有余，则常想其身大，怫然不知其所病；血海不足，亦常想其身小，狭然不知其所病。水谷之海有余，则腹满，水谷之海不足，则饥不受食。髓海有余，则轻劲多力，自过其度；髓海不足，则脑转耳鸣，胫酸眩冒，目无所见，懈怠安卧。"

回 点 评

本节主要介绍了冲脉为病的特点及相应的治疗方法。冲脉具有调节十二经气血之作用，冲脉气机升降失司，则气从少腹上冲，或呕吐、恶心、咳唾、吐血；冲脉起于胞中，冲脉气逆，则腹内拘急疼痛，胸脘攻痛，妊娠恶阻。"冲为血海"，有促进生殖能力及调节月经作用，冲脉虚

---

① 动气在左：脐左有气急速跳动，常指肝气虚。

② 拳：通"蜷"，屈曲；卷曲。

③ 动气在上：脐上有气急速跳动，常指心气虚。

④ 动气在下：脐下有气急速跳动，常指肾气虚。

衰，血海不足测月经量少色淡，甚或经闭，不孕，或初潮经迟，或绝经过早，少腹疼痛；血虚濡养功能减弱，则见头晕目眩，心悸失眠；男子冲脉伤损则阴器不用；血海不足则发育不良，或须毛稀少，不能生育；冲脉气结，则乳房胀痛，乳汁量少，或少腹积块，游走不定。由于冲脉与一身经脉相联系，故涉及病症广泛。

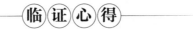

临证心得

冲脉与各经脉联系紧密，尤其与足少阴肾、足阳明胃、足厥阴肝三经息息相关。冲脉并足少阴肾之经脉挟脐上行，受先天元气化生；其主干与足阳明胃会于气街，受后天水谷精微充养；其后行者，向下与足厥阴肝经相通于太冲穴，受肝之疏泄调达。冲脉"下连少阴，上隶阳明"，受先、后天之精化生濡养，故气血充沛可行使其调节五脏六腑、十二经脉气血之用。

冲脉病症用药特点，应从寒热虚实的不同、病变涉及脏腑的不同，进行有选择性的、针对性的用药。针对上焦气逆者可选用降气之品，如：紫苏叶、紫苏子、杏仁等；针对中焦气逆者可选用的降气之品，如半夏、赭石、竹茹、旋覆花等；针对下焦气逆者，当镇肝潜阳、引火归原，相关药物如龙骨、牡蛎、山萸肉、沉香、龟甲等。

清代叶天士《临证指南医案》中治疗冲脉病变，条分缕析，动中窾要，深得奥旨。凡由肝肾受损及于冲脉者，类皆用填补肝肾与镇摄冲经之品，如鹿角胶、肉苁蓉、紫河车、紫石英、当归等品；实邪为病者，则用辛香入络、苦温通降之品，如吴萸、郁金、香附、小茴、川乌等味；若其证属虚实交错者，则药当互为配伍。张锡纯对冲脉病的治疗经验也十分丰富，制定治冲四汤：理冲汤、安冲汤、固冲汤、温冲汤等方。喜用生黄芪顾护气血，三棱、莪术消冲中瘀血，龙骨、牡蛎镇敛冲气。强调助气、活血、镇敛以治冲脉病。

例1：张琪有"寒气循冲脉上冲"一案，患者为青少年，发病时气从少腹上冲心，旋即胸闷太息、面色青、手足厥冷，"几有灭绝之感"，脉沉有力，舌滑润苔白。此亦为冲脉病变，而与张仲景桂枝加桂汤证极为相似。虽无原文"烧针令其汗""针处被寒"的直接病因，但患者发作时面青、肢厥、胸闷、脉沉、舌润，其心阳不足、寒邪上犯的第二病因与奔豚病证等同。故以阳虚内寒、冲脉气逆为核心病机。方用桂枝加桂汤原方，加桂枝 30g，继以龙牡镇摄，前后治疗一月瘥愈。此方要点在于"更加桂二两"，为张仲景温振心阳、升发阳气、解散寒邪用法。现代多认为桂枝加量在于平冲降逆，实则是"隔二隔三之治"（根据五行乘侮亢害的规律，治疗与我脏有我克关系的脏为"隔二"，以肝为例即治脾，治疗与我脏有克我关系的脏为"隔三"，以肝为例即治肺。）使升降得复、虚实相安，从而达到降逆的目的[1-3]。

例2：张锡纯有"冲气挟相火上冲"一案，病家原患痢疾，大黄数攻而愈，却见丑寅之交时，有热气自下焦上冲，行至中焦觉闷热、心烦，片刻呃逆出，热感即消。此属冲脉病变，与奔豚病证相似，以冲胃气逆为核心病机。丑寅之交，当阴尽阳升，前因攻下耗气，阳气虚陷而相火怫郁，下焦气化不敛，相火与冲气并逆至胃脘，胃气上逆，故见满闷、烦乱、呃逆。治疗以桂枝加桂汤法加减，畅气机升降、理气化虚实，又因冲脉为病源，肝肾不足为根本，故宜"于下焦之气化培养而镇安之"。方以桂枝为君药，升阳举陷开郁，半夏、龙骨、牡蛎镇降冲胃逆气，芡实、山药补肾而敛冲脉，杭芍、黄柏泻肝肾之相火，甘草、麦芽缓肝急而畅肝木，鸡内金消积滞而助运化。诸药相配，寓升于降、寓通于补、寓走于守、寓消于和，全面兼顾了冲胃气逆的病机及背后的第二病因，故"两剂病愈强半""连服三剂全愈"[4]。

［1］张琪.张琪临床经验辑要［M］.北京：中国医药科技出版社，1998.

［2］成都中医学院.伤寒论讲义［M］.上海：上海科学技术出版社，1965.

［3］蔡向红.隔二隔三之治的方法［J］.中医杂志，1997，38（10）：633-634.

［4］高子恒，张津铖，郭华.从冲脉病变探讨奔豚病证并治［J］.环球中医药，2023，16（03）：505-508.

任脉

任为阴脉之海，其脉起于中极之下，少腹之内，会阴之分，在两阴之间。上行而外出，循曲骨，横骨上毛际陷中。上毛际，至中极，脐下四寸，膀胱之募。同足厥阴、太阴、少阴并行腹里，循关元、脐下三寸，小肠之募，三阴、任脉之会。历石门、即丹田，一名命门，在脐下二寸，三焦募也。气海，脐下一寸半宛宛中[①]，男子生气之海[②]。会足少阳、冲脉于阴交，脐下一寸，当膀胱上口，三焦之募。循神阙、脐中央。水分，脐上一寸，当小肠下口。会足太阴于下脘，脐上二寸，当胃下口。历建里，脐上三寸。会手太阳、少阳、足阳明于中脘，脐上四寸，胃之募也。上上脘、脐上五寸。巨阙、鸠尾下一寸，心之募也。鸠尾、蔽骨[③]下五分。中庭、膻中下一寸六分陷中。膻中、玉堂[④]下一寸六分，直两乳中间。玉堂、紫宫[⑤]下一寸六分。紫宫、华盖下一寸六分。华盖、璇玑下一寸。璇玑、天突下一寸。

上喉咙，会阴维于天突、廉泉，天突在结喉下四寸宛宛中，廉泉在结喉上，舌下，中央。上颐[⑥]，循承浆，与手足阳明、督脉会，唇下陷中。环唇上，至下龈交，复出分行，循面，系两目下之中央，至承泣而终。目下七分，直瞳子陷中，二穴。凡二十七穴。《难经》《甲乙经》并无循面以下之说。

任脉之别络，名曰尾翳。下鸠尾，散于腹，实则腹皮痛，虚则痒搔。

《灵枢经》曰："缺盆之中任脉也，名曰天突。"其侧动脉人迎，足阳明也。

🔲 **点 评**

本节介绍了任脉的循行特点及其24穴名称。任脉起于小腹内胞宫，

---

① 宛宛中：指正当中的意思。

② 生气之海：王惟一著《铜人腧穴针灸图经》云："气海者，是男子生气之海也。"该穴具有培补元气，益肾固精，补益回阳，延年益寿之功。

③ 蔽骨：指胸骨剑突。

④ 玉堂：当前正中线上，平第三肋间。

⑤ 紫宫：当前正中线上，平第二肋间。

⑥ 颐：指下颌部，即承浆穴。

下出会阴毛部，经阴阜，沿腹部正中线向上经过关元等穴，到达咽喉天突穴，再上行到达下唇内，环绕口唇，交会于督脉的龈交穴，再分别通过鼻翼两旁，上至眼眶下，交于足阳明经。任脉循行的路径并非只有胸腹部正中线一条，有一条从鸠尾处分出，布散于腹部；另有一条由背部转出于腰部，开始时起于胞中，贯脊，上循背部正中，其浮而外出，循腹右上行会于咽喉，别而络口唇。

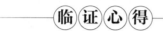

临证心得

任脉又称为"怀妊之脉"，是源于"任"与"妊"之间的密切联系。《说文解字》将这两字相关联："任，符也。从人，壬声……象人裹妊之形。承亥壬以子，生之叙也。""任"字应源于"壬"，又加"女"旁，作"妊"，故而"任、妊"互通，"任"就有了"妊"的含义。故任脉可理解为"怀妊之脉"。所以任脉功能的调达与否是女性妊娠的关键[1]。

任脉在循行过程中和手足诸阴经相联系，是阴经经脉的总纲，对于阴经气血、翰旋气机方面意义重大，有"阴脉之海"之称。《医经小学》记载："任脉起于中极底，上腹循咽承浆里，阴脉之海柱所谓。"临床针灸任脉相应穴位主要是用于治疗少腹、脐腹、胃脘，胸、颈、咽喉、头面等局部病症和相应的内脏病症，部分脸穴有强壮作用，还可治疗神志相关病症[2]。其主要生理功能如下。

1. 承任诸阴，有主导承任诸阴经和调节其气血的功能。病理上，任脉失调会影响堵阴，阴经病也涉及任脉。

2. 主持元阴，元阴乃阴精根本，是促进人的生殖和生长、发育的重要基础物质。若任脉虚损，元阴不充，则生殖功能及生长、发育就会衰退。

3. 主妊娠，"任"有"妊"的含意，能承任诸阴"妊养"胞胎，所以有"任主胞胎"之说。任脉失养，可见不孕、胎漏等证。

任脉与五脏：任脉在循行过程中，直接或间接与所有阴经均有交会。如足三阴经从足走腹胸，交会于关元、中极；冲脉与任脉同出一源，并交会于阴交、会阴；阴蹻脉交贯冲脉；阴维脉交会于天突、廉泉；手三阴经通过足三阴经与任脉发生联系。而阴经脉气营养五脏，五脏藏五神气。任脉集心（巨阙）、心包（膻中）、胃（中脘）、小肠（关元）、膀胱（中极）

等募穴于一经，募穴是脏腑经气结聚于胸腹部的腧穴，与各自所属脏腑有密切联系，在诊断治疗脏腑病症方面有特殊作用，且任脉与五脏所属经脉直接或间接都有所交会，故也有统调五脏的功能[3]。

任脉与脑：脑主神明。脑为髓海，是精髓和神明汇集发出之处《灵枢·海论》曰："脑为髓之海。"《素问·脉要精微论篇》曰："头者，精明之府。"大脑对神志疾病的发生发展有直接关系。《素问·骨空论篇》："督脉、任脉和诸阳皆起于头。"与脑关联，现代医学证实，任脉入目后必然要经过目系这个特别通道的交叉传输抵达脑芯中的左右侧丘脑，故而任脉具有调节神志病的作用[4, 5]。

［1］王贞，张君．任脉经穴及其研究［J］．河南中医，2014，34（01）：146-147．

［2］王燕平，张维波，李宏彦，等．《黄帝内经》任督二脉循行解析［J］．中国针灸，2021，41（07）：805-812．

［3］王睿，王巍．任脉穴名与天人相应宇宙观［J］．实用中医内科杂志，2015，29（01）：18-20．

［4］刁利红，杨卓欣，于海波．任脉与脑相关探析［J］．辽宁中医杂志，2006（04）：398-399．

［5］王睿，王巍．任脉穴名比类取象［J］．辽宁中医药大学学报，2015，17（04）：162-164．

任脉为病

《素问》曰："任脉为病，男子内结七疝[1]，女子带下瘕聚。"

又曰："女子二七而天癸至，任脉通，太冲脉盛，月事以时下，七七任脉虚，太冲脉衰，天癸竭，地道不通，故形坏而无子。"

又曰："上气有音者，治其缺盆中。"谓天突穴也，阴维、任脉之会，刺一寸，灸三壮。

《脉经》曰："寸口脉来紧细实，长至关者，任脉也。动苦少腹绕脐，下引横骨、阴中切痛，取关元治之。"

又曰："横寸口边，脉丸丸[2]者，任脉也。苦腹中有气如指，上抢心不得俯仰，拘急。"

点 评

本节汇集了任脉为病的病理特点，针对任脉出现的问题，提出了相应的针刺、艾灸的治疗方法。任脉发生病变，主要表现为男子内结七疝，女子带下、腹中结块等病症。女子到二七之时，任脉通畅，太冲脉旺盛，月经如期而至，所以有了生育能力，而到了七七之时，身体功能虚衰则丧失了生育能力。任脉的盛衰是女子生育的关键，故有"任主胞胎"之说。从任脉循行的部位来看，气逆、胸腹拘急、少腹痛、阴痛等症状都与之相关，临床看待相应病症时应与任脉相关联。

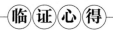

临床常见任脉不通的表现为经闭不孕，带下色白，小腹积块，胀满疼痛，游走不定，睾丸胀痛，疝气；任脉虚衰可表现为胎动不安，小腹坠胀，阴道下血，甚或滑胎，月经愆期或经闭，或月经淋漓不尽，头晕目

---

[1] 七疝：出自于《素问·骨空论》，指厥疝、癥疝、瘕疝、冲疝、狐疝、癥疝、癃疝。

[2] 丸丸：指高大挺直貌、一团团。

花，腰膝酸软，舌淡，脉细无力。

《针灸大成》载："人病七疝八瘕，寒温不调，口舌生疮，头项强痛，斯乃任脉起于中极下，上毛循腹到关元，直至咽喉天突，过承浆而生是病。可刺任脉承浆穴，在颏间陷中，刺入同身寸三分，灸七壮，止七七壮。"《杂病源流犀烛·任脉病源流》："治少腹引阴中切痛，用夺命丹、一捏金散；治腹中有气上抢心等症，用木香顺气散，和气汤。"

临床按任脉穴位分布位置的不同，常如下分治。

（1）会阴穴到阴交穴，属于下腹部的7个穴位：主治妇科、前阴病及肠病等下焦疾病，其共同特性为利尿消肿、调经止带。用于治疗小便不利遗尿、尿闭、水肿；男子疝气、遗精、阳痿、不育；妇女月经不调、崩漏、带下、阴挺、不孕；腹痛、腹泻。

（2）神阙穴到鸠尾穴，属于上腹部的8个穴位：主治脾胃、肠等中焦疾病。其共同特性为调理脾胃。治疗疾病有腹胀、腹痛、泄泻、呕吐、食欲不振等。

（3）中庭穴到璇玑穴，属于胸部的6个穴位：主治肺、心、胸等上焦疾病。其共同特性为宽胸理气通经活络。用于治疗胸胁胀满、胸痛、咳嗽、气喘心痛、心悸、噎嗝等。

（4）天突、廉泉位于颈部的2个穴位：主治舌及咽喉疾病。如咳喘、暴喑、咽喉肿痛、舌强不语、吞咽困难、舌下肿痛等。

（5）承浆位于唇部：治疗口齿、头项疾患。如口渴、齿痛、头顶强痛等。

例1. 王某，女，25岁。2013年3月10日就诊。咽干、咽痒、咽部异物感5年，晨起时吐白色黏痰，受凉后加重。平日常自服健民咽喉片、黄氏响声丸等，咽干、咽痒、咽部异物感等症状缓解不明显。自述饮热水后，咽部不适感可暂时减轻。饮食可，小便正常，进食生冷后易出现便溏，时有痛经。刻诊：咽部稍肿，咽部滤泡增生，呈淡红色。舌淡红，苔白，脉缓。西医诊断：慢性咽炎。中医诊断：喉痹。证属任脉虚寒。治宜温任散寒，祛痰利咽。予艾条灸神阙、天突穴，神阙穴重灸，天突穴温和灸，每日1次，5次为1个疗程，连灸2个疗程后复诊，患者自述咽干、咽痒、咽部异物感症状明显减轻，查体：咽部滤泡萎缩，咽部黏膜较前润泽。

　　慢性咽炎所表现出的淋巴滤泡增生、咽侧索肿大等，在中医可归属于"有形之痰"，属于"阴成形"的病理改变。慢性咽炎病程较长，在漫长的邪正斗争过程中，阳化气功能减弱，阴成形功能相对亢盛，日积月累最终导致淋巴滤泡增生、咽侧索肿大有形病理改变的形成。患者出现咽干、咽痒的症状亦不是阴虚或阳热导致，乃因阴寒有形之邪阻塞经络，导致津不上承，咽部失养所致。因而，在治疗中应以补阳为主，增强"阳化气"的功能。咽喉疾病为有形邪气聚集，任脉通，全身气血运行周流不息，不至于孤阴不长，温灸任脉可以使虚寒的病理状态得到纠正，达到水火既济，阴阳平衡，气血周流如循环之无端，咽部症状不治自愈[3]。

　　例2.患者周某，男，46岁，2020年4月15日初诊。主诉：腹部胀闷6个月余，加重1个月。患者平日工作昼夜颠倒，6个月余前发现腹部胀闷，当时未予重视。1个月前患者腹胀症状加重，伴有恶心，不欲食，偶有腹痛、腹泻，时常口舌溃疡，双下肢常自觉冰凉，睡眠差，难入睡、易醒，二便可。胃镜检查结果提示无异常。查体：腹部任脉偏于左侧，即神阙穴相较于膻中穴位置左偏，触诊神阙穴以下腹部肤温低，久按冰冷。舌红，苔腻黄白相间，脉沉迟有力。西医诊断：功能性消化不良。中医诊断：痞满（上热下寒证）。治则：引气归元、平调阴阳。操作：引气归元针法，穴位选取百会、印堂、太阳（双）、膻中、中脘、天枢（双）、大横（左）、气海、关元、归来（双）；手三针：曲池（双）、内关（双）、合谷（双）；足三针：足三里（双）、三阴交（双）、太冲（双）。百会向后平刺15毫米；印堂提捏进针，深度15毫米；膻中向下平刺15毫米；余穴直刺20~30毫米。针刺得气后，留针30分钟，隔日治疗1次，共治疗3次。2020年4月18日二诊。患者任脉位置相对于之前距中线位置靠近，局部温度较前好转，守前法继续治疗2次。后患者自诉腹胀症状完全消失，纳眠良好。查体：任脉已恢复到前正中线位置，下腹部皮肤及久按温度正常。3个月后随访未复发。

　　本案患者平素由于工作原因，日夜颠倒，生活作息混乱，致使阴阳严重失调，寒热错乱，最终致元气消耗，元阳离散上行，下焦真火不足致阴气过盛，故见下寒；上焦因上行之元阳即相火不能归于本位而现热象，故见上热；中焦土不能发挥枢纽作用以运四象，一气周流混乱，故见痞满，查体可见腹部任脉向一侧偏歪，触诊神阙以下腹部肤温低，深按冰凉感。

上热、下寒、中乱三者相互影响，"一荣俱荣，一损俱损"，生理状态下可运用代偿机制调节阴阳平衡，而病理状态下可形成恶性循环。对于整个机体而言，任脉左右偏歪体现的是全身性的阴阳失衡状态。本案患者辨证为上热下寒，腹部右侧阴气旺盛，阴乘虚袭阳位，逼迫阳气偏于左侧一隅，其右降通路不畅，上焦阳热不降，阳郁于上，不能从右而归于元阳之所，下行以温煦中下焦，最终表现为任脉在腹部左偏，提示治疗当以引上焦相火归于本位，以平衡整体之阴阳，即"引气归元，平调阴阳"[4]。

[1] 贾耿. 识神与督脉任脉、元神与足太阳足少阴关系再探讨 [J]. 辽宁中医药大学学报，2019，21（01）：31-39.

[2] 张辉. 从任脉论治失眠 [J]. 河南中医，2012，32（04）：405-406.

[3] 陈西希，金荣疆，许嗣立，等. 从任脉虚寒论治慢性咽炎1例 [J]. 河北中医，2014，36（07）：1017-1018.

[4] 杨羚，王继红，高一城，等. 赖氏引气归元针法辨治任脉偏歪 [J]. 广州中医药大学学报，2021，38（12）：2652-2655.

督脉

督乃阳脉之海，其脉起于肾下胞中，至于少腹，乃下^①行于腰横骨围之中央，系溺孔之端，男子循茎下至篡^②；女子络阴器，合篡间，俱绕篡后屏翳^③穴，前阴后阴之间也。别绕臀，至少阴与太阳中络者，合少阴，上股。内廉，由会阳，在阴尾尻骨两旁，凡二穴。贯脊，会于长强穴。在骶骨端。与少阴会，并脊里上行。历腰俞^④、二十一椎下。阳关、十六椎下。命门、十四椎下。悬枢、十三椎下。脊中、十一椎下。中枢、十椎下。筋缩、九椎下。至阳、七椎下。灵台、六椎下。冲道、五椎下。身柱、三椎下。陶道^⑤、大椎下。大椎，一椎下。与手足三阳会合，上哑门，项后入发际五分。会阳维，入系舌本；上至风府，项后入发际一寸，大筋内宛宛中。会足太阳、阳维同入脑中；循脑户、在枕骨上。强间、百会后三寸。后顶、百会后一寸半。上巅，历百会、顶中央旋毛中。前顶、百会前一寸半。囟会、百会前三寸，即囟门。上星、囟会前一寸。至神庭，囟会前二寸，直鼻上入发际五分。为足太阳、督脉之会。循额中至鼻柱，经素髎、鼻准头也。水沟、即人中。会手足阳明至兑端，在唇上端，入龈交，上齿缝中，与任脉、足阳明交会而终。凡三十一穴。

督脉别络，自长强走任脉者，由少腹^⑥直上，贯脐中央，上贯心，入喉，上颐，环唇，上系两目之下中央，会太阳于目内眦睛明穴，见阴跷下。上额与足厥阴同会于巅。入络于脑，又别自脑下项，循肩胛，与手足太阳、少阳会于大杼，第一椎下两旁，去脊中一寸五分陷中。内挟脊，抵腰中，入循膂络肾。

《难经》曰：督脉、任脉四尺五寸，合共九尺。

---

① 下：四库本无。

② 篡（cuàn）：《五十二病方》中："痔者……以羽熏篡。"《针灸甲乙经》记载"痔，篡痛"，故二字早期已混淆，"篡"字隶写时会从简作"篡"，意指肛门部。

③ 屏翳：出自《针灸甲乙经》，即会阴。

④ 俞：四库本作"腧"。

⑤ 陶道：陶道出自《针灸甲乙经》"在大椎节下间"，第一胸椎棘突下凹陷中。

⑥ 少腹：四库本作"小腹"。

《灵枢经》曰：颈中央之脉，督脉也，名曰风府。

张洁古曰：督者，都也，为阳脉之都纲。任者，妊也，为阴脉之妊养。

王海藏曰：阴跷、阳跷同起跟中，乃气并而相连。任脉、督脉同起中极之下，有乃水沟而相接。

滑伯仁曰：任督二脉，一源而二岐，一行于身之前，一行于身之后。人身之有任督，犹天地之有子午，可以分，可以合，分之以见阴阳之不离，合之以见浑沦之无间，一而二，二而一者也。

李濒湖曰：任督二脉，人身之子午也。乃丹家阳火阴符升降之道，坎水离火交媾之乡。故魏伯阳《参同契》云：上闭则称有，下闭则称无，无者以奉上，上有神德居，此两孔穴法，金气亦相须。崔希范《天元入药镜》云：上鹊桥，下鹊桥；天应星，地应潮，归根窍，复命关，贯尾闾，通泥丸。《大道三章直指》云：修丹之士，身中一窍，名曰玄牝。正在乾之下、坤之上、震之西、兑之东、坎离交媾之地。在人身天地之正中，八脉、九窍、十二经、十五络联辏，虚间一穴，空悬黍珠。医书谓之任督二脉，此元气之所由生，真息之所由起，修丹之士不明此窍，则真息不生，神化无基也。俞琰注《参同契》云：人身血气，往来循环，昼夜不停，医书有任督二脉，人能通此二脉，则百脉皆通。《黄庭经》言：皆在心内运天经，昼夜存之自长生。天经乃吾身之黄道，呼吸往来于此也。鹿运尾闾，能通督脉；龟纳鼻息，能通任脉，故二物皆长寿。此数说，皆丹家河车妙旨也。而药物火候，自有别传。

王海藏曰：张平叔言，铅乃北方正气，一点初生之真阳，为丹母。其虫为龟，即坎之二，阴也，地轴也。一阳为蛇，天根也。阳生于子，脏之命门，元气之所系，出入于此。其用在脐下，为天地之根，玄牝之门，通厥阴，分三岐为三车。一念之非，降而为漏；一念之是[①]守而成铅。升而接离，补而成乾；阴归阳化，是以还元；至虚至静，道法自然，飞升而仙。

---

① 是：四库本作"见"。

点 评

本节对督脉的生理功能、循行路线及所分布穴位等作了具体描述，对所发之腧穴、郄穴及交会穴对其厘定并对其大量补充。李时珍认为督脉起于肾下胞中，依次经过少腹、腰横骨围之中央、男子的肛门、女子的阴器、屏翳（即会阴别名）、内廉、会阳（双穴）、长强；然后上行至腰俞、阳关、命门、悬枢、脊中、中枢、筋缩、至阳、灵台、冲道、身柱、陶道、大椎、哑门、风府、脑户、强间、前顶、百会、前顶、囟会、上星、神庭、素髎、水沟、兑端、龈交，共31穴。李时珍对以往所载俞穴也作详细考证，既订正或删除重复，又增补不少新穴。元代医家滑寿仁《校注十四经发挥》督脉27个，多有重复，《奇经八脉考》订正后，督脉补入屏翳、中枢、会阳（双）穴；另外，关于督脉的循行，李时珍补充了"经素髎鼻准头也、水沟即人中，会手足阳明至兑端在唇上端。入龈交上齿缝中，与任脉、足阳明交会而终"，故订正完善后，督脉的循行更加清晰。

督脉的生理功能的作用有其特点。督脉起于会阴，循行于人体身后，为阳脉之海，故督脉者，阳脉之总督也。本节详细描述了督脉与任脉的紧密联系和二者之间的生理功能相互影响的作用。如"任督二脉，一源而二岐，一行于身之前，一行于身之后，人身之任督，犹天地之有子午，可以分，可以合，分之以见阴阳之不离，合之以见浑沦之无间，一而二，二而一者也"。而"任督二脉，人身之子午也。乃丹家阳火阴符升降之道，坎水离火交媾之乡"，则论述了任督二脉对于练气功时"行气"的重要通路。另外，李时珍引用俞琰注《参同契》："人身血气，往来循环，昼夜不停，医书有任督二脉，人能通此二脉，则百脉皆通。"《黄庭经》言："皆在心内运天经，昼夜存之自长生。天经乃吾身之黄道，呼吸往来于此也。鹿运尾闾，能通督脉；龟纳鼻息，能通任脉，故二物皆长寿。此数说，皆丹家河车妙旨也。"充分论述了任督二脉与周天功法的关系。任脉为阴脉之海，督脉为阳脉之海二脉总汇诸经经气，故炼气功如能打通此二脉，则可使百脉皆通。

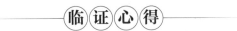

临证心得

　　督脉在循行过程中和诸阳经紧密相连，是阳经经脉的总纲，对于阳经气血具有调节作用，有"阳脉之海"之称。从相关临床病案分析，治病多从督脉着手的疾病有：中风、泄泻、崩漏、哮喘、不寐、痹症、慢脾风、痉病等。与督脉相关的疾病的病因病机多为卫阳被遏、元气下脱、因寒紧缩、风邪侵袭等。而病因又分虚实，虚则多为阳虚、肾虚，实则多为寒实；邪气多为风邪。值得注意的是督脉之为病，有单独督脉经络为病，也有督脉兼其他经脉同时发病。单独督脉经络为病如："督脉空虚，腰背所由痛楚也"[1]。督脉兼其他经脉同时发病如"果以霉湿潮，逐令诸脉中之气皆泄，络中之血大。一损再损，脏真少藏，奇经八脉，乏气支持，冲任由前而升，咳逆烘热，跷维失护，督脉无权，炎熇日炽，脂液日消，急急固护大气以包举，渐引渐收，冀其根蒂之把握"[2]。

　　[1]（清）何书田著；钱晓云校点. 簳山草堂医案［M］. 上海：上海中医学院出版社，1989.

　　[2]（清）俞震等辑；袁钟，图娅点校. 古今医案按［M］. 沈阳：辽宁科学技术出版社，1997.

督脉为病

《素问骨空论》云：督脉生疾，从少腹①上冲心而痛，不得前后，为冲疝。女子为不孕、癃、痔②、遗溺、嗌乾，治在骨上。谓腰横骨上毛际中，曲骨穴也。甚者在脐下营。脐下一寸，阴交穴也。

王启玄曰：此乃任冲二脉之病，不知何以属之督脉。

李濒湖曰：督脉虽行于背，而别络自长强走任脉者，则由少腹③直上贯脐中，贯心，入喉，上颐，环唇，而入于目之内眦，故显此诸证。启玄盖未深考尔。

《素问》曰：督脉实则脊强反折，虚则头重高摇之，挟骨④之有过者，取之所别也。

秦越人《难经》曰：督脉为病，脊强而厥。

王海藏曰：此病宜用羌活、独活、防风、荆芥、细辛、藁本、黄连、大黄、附子、乌头、苍耳之类。

张仲景《金匮》云：脊强者，五痓⑤之总名。其证卒口噤，背反张，而瘈疭，诸药不已，可灸身柱、大椎、陶道穴。

又曰：痓家，脉筑筑而弦，直上下行。

王叔和《脉经》曰：尺寸俱浮，直上直下，此为督脉。腰背强痛，不得俯仰⑥，大人癫⑦病，小儿风痫。

又曰：脉来中央浮直，上下动者，督脉也。动，苦腰背膝寒，大人癫，小儿痫，宜灸顶上三壮。

《素问·风论》曰：风气循风府而上，则为脑风。风入系头，则为目

---

① 少腹：四库本作"小腹"。

② 痔：四库本作"闭"。

③ 少腹：四库本作"小腹"。

④ 挟骨：四库本作"侠脊"。

⑤ 痓（chì）：筋脉痉挛、强直的病症。

⑥ 俯（fǔ）仰：低头抬头。

⑦ 癫：精神错乱。

风，眼寒。

王启玄云：脑户乃督脉、足太阳之会故也。

点 评

本段讲述督脉的病理变化，督脉的主病和治疗有其特点。李时珍重视吸收容纳各家学说，兼加了自己的想法与心得，重视奇经辨证施治，督脉疾病联络冲任二脉疾病治疗，治疗上针灸与方药并重。首先督脉的主病，因其循行脊柱上属于脑，故主脑病、脊病症。《素问》曰："督脉实则脊强反折，虚则头重高摇之。"而《难经》曰："督脉为病，脊强而厥。"王叔和《脉经》曰："大人癫病，小儿风痫。"所总结出督脉主病，与脑部紧密相关。督脉上属于脑，下属于肾，脑与肾的通路主要是督脉。故脑与肾之督脉病变机理主要是温通督阳。

另，督脉之病借鉴王海藏的方药用羌活、独活、防风、荆芥、细辛、薰本、黄连、大黄、附子、乌头、苍耳之类。并在此方药基础上，结合张仲景在《金匮要略》里所述的治疗方法，其曰："脊强者，五痉之总名。其证卒口噤，背反张，而瘈疭，诸药不已，可灸身柱、大椎、陶道穴。"无论方药中的羌活、细辛、薰本、附子、乌头、苍耳皆为温通之品，而灸身柱、大椎、陶道穴也是温通督阳的妙法。督脉疾病与其他经脉疾病的病理、病机紧密相连。如《素问·骨空论》云："督脉生疾，从少腹上冲心而痛，不得前后，为冲疝。"王启玄也提出质疑："此乃任冲二脉之病，不知何以属之督脉。"而李时珍从督、冲、任脉的循行路线及穴位上分析了它们之间的交会联系，督脉虽行于背，而别络自长强走任脉者，则由少腹直上贯脐中，贯心，入喉，上颐，环唇，而入于目之内眦，故显此诸证。《素问·空骨论》所载，没有行于头脊正中的督脉主干，只有两旁及身前的一些支脉，即与足少阴、足太阳、任脉、冲脉相通的部分。故督脉与任脉、冲脉一起，起源于肾下、胞中，即少腹，骨中央的部位，前行的则与任脉、冲脉相通，主要与心、目相联系。

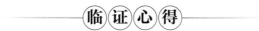

关于与督脉相关疾病的治疗，多从针、灸、处方用药三方面论治。

首先督脉为病在中药治疗方面，关于虚劳病，叶天士认为："凡春夏之时……督脉行身之背，至阴而及于阳。但内伤不复，未易见功。惟养静断欲，用药可希渐效。"[1]其用鹿角霜、鹿角胶、熟地炭、菟丝饼、青盐、柏子仁等治疗虚劳。叶氏还认为"鹿霜通督脉之气，鹿胶补肾脉之血"[2]。关于"冲疝"，《续名医类案》记载到"一贵人患气从小腹上攻，胸胁头项急遍身胀而痛，诸治罔效。曰：此督脉为病也。经曰：督脉为病，令人逆气而里急。以四物加炒黑黄柏、醋炒青皮，一剂而愈"[3]。其次艾灸治疗方面，盖"乃豁悟曰：吾可治翁证矣。即治装往，以艾灸百会穴三四十壮，泄泻止矣。《医说会编》注曰：百会属督脉，居顶巅，为天之中，是主一身之气者。元气下脱，脾胃无凭，所以泄泻，是谓阁不得地。经云'下者上之'，所以灸百会愈者，使天之气复健行，而脾土得以凭之耳。《铜人经》谓百会灸脱肛，其义一也"[4]。最后关于针刺治疗方面，如"子和曰：诸风掉眩，皆属肝木；曲直摇动，风之用也。阳主动。阴主静。由火盛制金，金衰不能平木，肝木茂而自病故也。先涌风涎二三升，次以寒剂下十余行，又以针刺百会穴。出血二杯。立愈"[4]。

[1]彭宪彰编.叶氏医案存真疏注[M].成都：四川科学技术出版社，1984.

[2]（清）叶天士著；（清）华岫云编订.临证指南医案[M].北京：华夏出版社，1995.

[3]（清）魏之琇.续名医类案[M].北京：人民卫生出版社，1957.

[4]刘永辉，周鸿飞.古今医案按[M].郑州：河南科学技术出版社，2017.

带脉

　　带脉者，起于季胁足厥阴之章门穴，同足少阳循带脉穴，章门，足厥阴少阳之会，在季肋骨端，肘尖尽处是穴；带脉穴属足少阳经，在季肋下一寸八分陷中。围身一周，如束带然。又与足少阳会于五枢、带脉下三寸。维道。章门下五寸三分。凡八穴。

　　《灵枢经》曰：足少阴之正，至腘中，别走太阳而合，上至肾，当十四椎，出属带脉。

　　杨氏曰：带脉总束诸脉，使不妄行，如人束带而前垂，故名。妇人恶露，随带脉而下，故谓之带下。

🔲 点 评

　　本段主要讲述带脉的循行路线、所分布穴位及生理功能。带脉的循行路线及主要穴位有章门、带脉、五枢、维道等，共八穴。《针灸甲乙经》似乎有所遗漏只记载维道为"足少阳、带脉二经之会"，李时珍补充带脉、五枢二穴和维道都是"足少阳、带脉二经之会"。《内经》言而未明带脉循行路线及主要穴位，《难经》仅曰"起于季胁，回身一周"，李时珍则确定为"起于季胁足厥阴之章门穴，同足少阴循带脉穴，围身一周，如束带然；带脉补入章门、五枢穴，又与足少阳会于五枢、维道"，左右各四，凡八穴。对于带脉的起止、交会，其走向用"束带"形象的表达出来。故其在一定程度上发展了《内经》的经脉理论。而带脉环腰一周，犹如束带，具有约束诸脉的作用，重点突出了任、督、冲、带四脉的统领和联络作用，并且能够相互协调。对十二正经的缺陷与不足进行了补充。带脉，总束诸脉，带脉在督脉的十四椎处，从足少阴、足太阳经别分出，走向季肋下，与足少阳交会于带脉、五枢、维道。故说明带脉与全身很多脏腑、经络相联系，总约诸脉者也。

临证心得

带脉与多条经脉有着紧密的联系，尤其与足少阴肾经、足少阳胆经、足厥阴肝经、任脉、督脉、冲脉息息相关。

带脉与任、督二脉的病理关系主要体现在两个方面。一是"夫带脉束于任督之间，任脉前而督脉后，二脉有力，则带脉坚牢；二脉无力，则带脉崩坠。产后亡血过多，无血以养任督，而带脉崩坠，力难升举，故随溺而随下也"[1]。二是"夫带下俱是湿证。而以'带'名者，因带脉不能约束而有此病，故以名之。盖带脉通于任、督，任、督病而带脉始病。带脉者，所以约束胞胎之系也。带脉无力，则难以提系，必然胎胞不固，故曰带弱则胎易坠，带伤则胎不牢"[1]。

另外，正如傅青主说："妇人忧思伤脾，又加邪怒伤肝，于是肝经郁火内炽，下克脾土，脾土不能运化，致湿热之气蕴于带脉之间，而肝不藏血，亦渗于带脉之内。"[1]这说明了带脉与肝经、肾经、脾经的病理关系。对于带脉与肝经、肾经的病理关系，傅青主又曰："惟是带脉系于腰脐之间，近乎至阴之地，不宜有火。而今见火症，岂其路通于命门，而命门之火出而烧之耶？不知带脉通于肾，而肾气通于肝。"[1]而带脉与脾经的病理关系，魏之琇则认为："是症，多由醉饱入房，大伤真阴。绝其带脉，水亏木燥，乘其所不胜之脾，致成胀耳。鱼盐之论，恐未必然。"[2]

[1]（清）傅山. 傅青主女科［M］. 上海：上海人民出版社，1978.

[2]（清）魏之琇. 续名医类案［M］. 北京：人民卫生出版社，1957.

带脉为病

秦越人曰：带之为病，腹满、腰溶溶如坐水中。溶溶，缓慢貌。

《明堂》曰：带脉二穴，主腰腹纵，溶溶如囊水之状。妇人少腹[①]痛，里急后重，瘕疝，月事不调，赤白带下，可针六分，灸七壮。

张洁古曰：带脉之病，太阴主之，宜灸章门二穴三壮。

《素问》曰：邪客于太阴之络，令人腰痛，引小腹控䏚[②]，不可以仰息。䏚谓季胁下之空软处。

张仲景曰：大病瘥[③]后，腰以下有水气，牡蛎泽泻散主之。若不已，灸章门穴。

王叔和曰：带脉为病，左右绕脐腰脊痛，冲阴股也。

王海藏曰：小儿癞疝[④]，可灸章门三壮而愈，以其与带脉行于厥阴之分，而太阴主之。

又曰：女子经病血崩，久而成枯者，宜涩之，益之。血闭久而成竭者，宜益之破之。破血有三治：始则四物入红花，调黄芪、肉桂；次则四物入红花，调鲮鲤甲、桃仁、桂、童子小便和酒煎服；末则四物入红花，调易老没药散。

张子和曰：十二经与奇经七脉，皆上下周流，惟带脉起少腹之侧，季胁之下，环身一周，络腰而过，如束带之状。而冲任二脉，循腹胁，夹脐旁，传流于气冲，属于带脉，络于督脉。冲、任、督三脉，同起而异行，一源而三岐，皆络带脉。

因诸经上下往来遗热于带脉之间，客热郁抑，白物满溢，随溲而下，绵绵不绝，是为白带。《内经》云：思想无穷，所愿不得，意淫于外，入房太甚，发为筋痿，及为白淫。白淫者，白物淫衍，如精之状，男子因溲

---

①　少腹：四库本作"小腹"。

②　䏚（miǎo）：季胁下方挟脊两旁空软部分，人体胁肋下的虚软处。

③　瘥（chài）：病愈。

④　癞疝（tuíshàn）：出自《备急千金要方》，为经外奇穴名。位于阴阜、阴茎两旁。主治癞疝。一般只灸不针。

而下，女子绵绵而下也，皆从湿热治之，与治痢同法。赤白痢，乃邪热传于大肠，赤白带，乃邪热传于小肠，后世皆以赤为热、白为寒，流误千载，是医误之矣。

又曰：《资生经》载一妇人，患赤白带下，有人为灸气海未效。次日为灸带脉穴，有鬼附耳云：昨日灸亦好，只灸我不着①，今灸着②我，我去矣，可为酒食祭我。其家如其言祭之，遂愈。予初怪其事，因思晋景公膏肓二鬼之事，乃虚劳已甚，得乘虚居之。此妇抑或劳心虚损，故鬼居之。灸既着③穴，不得不去。自是凡有病此者，每为之按此穴，莫不应手酸痛，令归灸之，无有不愈。其穴，在两胁季肋之下一寸八分，若更灸百会穴，尤佳。《内经》云：上有病下取之，下有病上取之。又曰：上者下之，下者上之，是矣。

刘宗厚曰：带下多本于阴虚阳竭，营气不升，经脉凝涩，卫气下陷，精气积滞于下焦奇经之分，蕴酿而成。以带脉为病得名，亦以病形而名。白者属气，赤者属血，多因醉饱房劳，服食燥热所致。亦有湿痰流注下焦者，肾肝阴淫湿胜者；或惊恐而木乘土位，浊液下流；或思慕无穷，发为筋痿，所谓二阳之病发心脾也；或余经湿热；屈滞于少腹之下；或下元虚冷，子宫湿淫。治之之法，或下或吐，或发中兼补，补中兼④利，燥中兼升发，润中兼温养，或温补，或收涩，诸例不同，亦病机之活法也。

巢元方《病源》曰：肾着病，腰痛冷如冰，身重，腰如带五千钱，不渴，小便利，因劳汗出，衣里冷湿而得，久则变为水也。《千金》用肾着汤，《三因》用渗湿汤，东垣用独活汤主之。

🔲 点 评

本段主要讲述了带脉的病症及治疗方法。带脉的功能为约束腰腹诸经脉，出现病理变化多为腰腹胀满、下肢不利等。李时珍博采众长，吸收容纳各家学说并讲述自己的想法与心得，确定了带脉的病症及治疗方法，重

---

① 着：四库本作"著"。
② 着：四库本作"著"。
③ 着：四库本作"著"。
④ 兼：四库本作"类"。

视奇经辨证，辨别寒热、虚实、阴阳等，采用循经取穴、近部取穴、远部取穴、随证取穴等方法，确定了"因病药之的治疗原则"，治疗上针灸与方药并重，辨证施治。

本段中分别列举了小儿癫疝、女子经病（包括血崩、血闭）、带下病（包括赤白带下、带下过多）、肾着病。辨虚实用药，如女子经病血崩，久而成枯者，宜涩之、益之。血闭久而成竭者，宜益之、破之。带下病病因病机上应辨明气血阴阳寒热，采用不同的治疗方法。如刘宗厚曰："带下多本于阴虚阳竭……白者属气，赤者属血……治之之法，或下或吐……诸例不同，亦病机之活法也。"沿用《内经》上下取穴法，如："自是凡有病此者，每为之按此穴，莫不应手酸痛，令归灸之，无有不愈。其穴，在两胁季肋之下一寸八分，若更灸百会穴尤佳。"《内经》云："上有病下取之，下有病上取之。又曰：上者下之，下者上之，是矣。"如带脉的症治，《难经》曰："带之为病，腹满，腰溶溶若坐水中。"之论，李时珍引《明堂》曰："带脉二穴主腰腹纵，溶溶如囊水状。妇人少腹痛，里急后重，瘈疭，月事不调，赤白带下，可针六分，灸七壮。"以此说明带脉穴可以治疗与带脉相关的妇科疾病少腹痛、里急后重、月经不调、赤白带下、瘈疭等，说明了灸带脉治疗带下等病的疗效。又如"资生经载一妇人，患赤白带下，有人为灸气海未效。次日为灸带脉穴，有鬼附耳云：昨日灸亦好，只灸我不着，今灸着我，我去矣，可为酒食祭我。其家如其言祭之，遂愈"。另外，李时珍把张仲景"腰以下有水气、灸章门穴"和巢元方"肾着病，久则变为水也"的论述联系起来进行研究，把肾着病列入带脉病变的范畴。

对带脉病症的结合与补充，对临床具有指导意义。如临床中遇到患者出现腹部胀满，腰部无力，下肢软弱不能走路，腰部酸困如有重物，腰及下肢怕冷等证时应当考虑为带脉病症。带脉病与任、督、冲三脉关系密切。张子和曰："十二经与奇经七脉，皆上下周流，惟带脉起少腹之侧，季胁之下，环身一周，络腰而过，如束带之状。而冲任二脉，循腹胁，夹脐旁，传流于气冲，属于带脉，络于督脉。冲、任、督三脉，同起而异行，一源而三岐，皆络带脉。"

带脉虽然未起于胞中，但其循行所过却与胞宫邻近，故在妇科病方面带脉病与任、督、冲三脉密不可分。又因带脉，总束诸脉，故治疗带脉或者其他经脉的相关疾病应辨证远部取穴。另外，对于肾著病《备急千金要方》用肾著汤，《三因极一病证方论》用渗湿汤，李东垣用独活汤。肾著汤主治肾阳虚，有温肾散寒、健脾除湿之功；渗湿汤主治寒湿所伤、身重腰冷等；而独活汤主要祛风湿、止痹痛、益肝肾、补气血等。综合分析三个治疗肾著病的方药，都主要是祛寒湿、温补肾阳为主，也体现了三者用药的侧重点不同，阳虚多则补阳、寒湿多则祛寒湿、气血不足之腰肾亏虚则补益为主兼祛水湿。

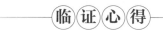

临证心得

带脉为病应引起重视，盖"带脉横围于腰，维脉挟内外踝而行，劳伤受寒，脉络欹斜，不司拥护，而为癥瘕。麻木不仁，非小病也，久而痿痹，废弃淹淹"[1]。

总的来说，带脉为病涉及妇科、内科、外科等相关病种，范围颇广。带脉为病妇科方面主要涉及经、带、胎、产（产后）。比如妇科的带下，傅青主认为青带下的病因与肝和带脉有关，曰："肝之性既违，则肝之气必逆。气欲上升，而湿欲下降，两相牵掣，以停住于中焦之间，而走于带脉，遂从阴器而出。其色青绿者，正以其乘肝木之气化也。逆轻者，热必轻而色青；逆重者，热必重而色绿。似乎治青易而治绿难，然而均无所难也。"[2]

对于月经病与带脉的关系，张聿青提出"脾虚则不运，肾虚则不藏，脾不运则大便时溏，肾不藏则封固不密。每至冬令，易招外感，而为喘咳，经事遂不应期，带脉从而不固，宜从脾肾并调"[3]的见解。而叶天士则认为"思经水必诸路之血，贮于血海而下，其不致崩决淋漓者，任脉为之担任，带脉为之约束，刚维跷脉之拥护，督脉以总督其统摄"[4]。

另外，内科的腹痛、腹胀的证治也与带脉息息相关。《也是山人医案》记载到："周（三五）淋带起于产后，腰腹绞痛，是属冲任交伤。而带脉空隙，宜固其下。乌贼骨（三钱），牡蛎（三钱），生杜仲（二钱），当归（一钱五分），炒白芍（二钱），白薇（一钱），蕲艾（一钱）。"[5]关于腹痛，孙一奎则认为"此仲景小建中汤也，出《金匮要略》。盖建者，立也；中者，阳明所主。今腹痛如缚，带脉急缩也。东垣治例，腹痛以芍药为君，恶寒而痛，加桂。甘草，缓带脉之急缩，用以为臣。经曰：急者缓之"[6]。腹痛除了中药方剂治疗外，还可灸章门穴。《医学入门》治病要穴："章门，主痞块，多灸左边，肾积，灸两边。"[7]张介宾认为："章门为脾之募，为脏之会，且乳下肋间正属虚里大络，乃胃气所出之道路，而气实通于章门。余因误其日轻夜重，本非有形之积，而按此连彼，则病在气分无疑也。但用汤药以治气病，本非不善，然经火则气散而力有不及矣，乃制神香散，使日服三四次，兼用艾火灸章门十四壮，以逐散其结滞之胃气。不三日，胀果渐平，食乃渐进，始得保全。"[8]

与带脉相关的外科病的治疗，《奇症汇》记载到："有人腰间忽长肉痕一条，如带围至脐间，不痛不痒，久之饮食少进，气血枯槁。此乃肾经与带脉不和，又过于纵欲，乃得此疾。久则带脉气衰，血亦渐耗，颜色黑黯，虽无大痛，而病实笃也。法当峻补肾水，而兼补带，自然身壮而痕消。灭痕丹每日早晚各服一两，十日后，觉腰轻，再服十日，其肉糁淡，更服全消。然必须绝欲三月，否则无效。"[9]

[1]（清）薛生白，也是山人．扫叶庄医案也是山人医案［M］．上海：上海科学技术出版社，2010.

[2]（清）傅山．傅青主女科［M］．上海：上海人民出版社，1978.

[3]（清）张聿青．张聿青医案［M］．上海：上海科学技术出版社，1963.

[4]（清）叶天士著；（清）华岫云编订．临证指南医案［M］．北京：华夏出版社，1995.

[5]也是山人．珍本医书集成（十三）医案类乙 也是山人医案［M］．上海：上海科学技术出版社，1986.

[6]（明）孙一奎撰；许霞，张玉才校注．新安医学孙文垣医案［M］．北京：中国中医药出版社，2009.

[7]（明）李梴著；金嫣莉等校注．医学入门［M］．北京：中国中医药出版社，1995.

[8]（明）张景岳著；刘孝培等编著；邱宗志等点校．景岳全书 杂证谟选读［M］．重庆：重庆大学出版社，1988.

[9]（清）沈源撰；魏淑敏，于枫点校．奇症汇［M］．北京：中医古籍出版社，1991.

气口九道脉

《手检图》曰：肺为五脏华盖，上以应天，解理万物，主行精气，法五行，应四时，知五味。气口之中，阴阳交会，中有五部。前后左右，各有所主，上下、中央，分为九道。诊之则知病邪所在也。

李濒湖曰：气口一脉，分为九道，总统十二经，并奇经八脉。各出诊法，乃岐伯秘授黄帝之诀也。扁鹊推之，独取寸口，以决死生。盖气口为百脉流注朝会之始，故也。三部虽传，而九道沦隐，故奇经之脉，世无人知。今撰为图，并附其说于后，以泄千古之秘藏云。

岐伯曰：前部如外者，足太阳膀胱也，动苦目眩，头、项、腰、背强痛，男子阴下湿痒，女子少腹痛引命门，阴中痛，子脏闭，月水不利。浮为风，涩为寒，滑为劳热，紧为宿食。

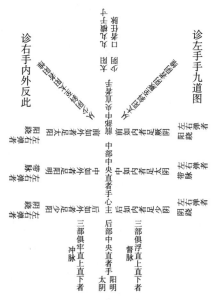

中部如外者，足阳明胃也，动苦头痛面赤。滑为饮，浮为大便不利，涩为嗜卧，肠鸣，不能食，足胫痹。

后部如外者，足少阳胆也，动苦腰、背、胻①、股、肢节痛。浮为气，

---

① 胻（héng）：小腿。

涩为风，急为转筋为劳。

前部如内者，足厥阴肝也，动苦少腹痛引腰，大便不利，男子茎中痛，小便难，疝气两丸上入；女子月水不利，阴中寒，子户闭，少腹急。

中部如内者，足太阴脾也，动苦腹满，胃中痛，上管有寒，食不下，腰上状如居水中。沉涩，为身重，足胫寒痛，烦满不能卧，时咳唾有血，泄利食不化。

后部如内者，足少阴肾也。动苦少腹痛，与心相引，背痛，小便淋，女人月水来，上抢心胸，胁满，股里拘急。

前部中央直者，手少阴心、手太阳小肠也，动苦心下坚痛，腹胁急。实急者为感忤，虚者为下利肠鸣，女子阴中痒痛，滑为有娠。

中部中央直中者，手厥阴心主也。动苦心痛，面赤多喜怒，食苦咽。微浮苦悲伤恍惚，涩为心下寒，沉为恐怖，如人将捕之状，时寒热，有血气。

后部中央直者，手太阴肺、手阳明大肠也。动苦咳逆，气不得息。浮为风，沉为热，紧为胸中积热，涩为时咳血。

前部横于寸口丸丸者，任脉也。动苦少腹痛，逆气抢心，胸拘急不得俯仰。《脉经》云：寸口脉紧细实长下至关者，任脉也，动苦少腹绕脐痛，男子七疝，女子瘕聚。

三部俱浮，直上直下者，督脉也。动苦腰背强痛，不得俯仰，大人癫，小儿痫。

三部俱牢，直上直下者，冲脉也。苦，胸中有寒疝。《脉经》曰：脉来中央坚实径至关者，冲脉也。动苦少腹痛，上抢心，有瘕疝遗尿，女子绝孕。

前部左右弹者，阳跷也。动苦腰背痛，癫痫，僵仆羊鸣，偏枯瘴[①]痹身体强。

中部左右弹者，带脉也。动苦少腹痛引命门，女子月事不来，绝经复下，令人无子，男子少腹拘急，或失精也。

后部左右弹者，阴跷也。动苦癫痫寒热，皮肤痒痹，少腹痛里急，腰胯相连痛，男子阴疝，女子漏下不止。

---

① 瘴（qún）痹：同"癙"，麻木。

从少阴斜至太阳者，阳维也，动苦颠仆羊鸣，手足相引，甚者失音不能言，肌肉痹痒。

从少阳斜至厥阴者，阴维也，动苦癫痫，僵仆羊鸣，失音，肌肉痹痒，汗出恶风。

回 点　评

气口九道脉源于《内经》《难经》，其理论经王叔和《脉经》进一步系统化；于隋、唐、宋发展并致于实用；明代李时珍《奇经八脉考》又对其理论进行了阐发，丰富了临床诊疗方法。李时珍发《脉经》之秘，肺因朝百脉而总统人身十二经脉及奇经八脉，于寸口脉分前后左右，上下中央，共为九道，故为气口九道脉。

前内为足厥阴肝，中内为足太阴脾，后内为足少阴肾；前外为足太阳膀胱，中外为足阳明胃，后外为足少阳胆；前中为手少阴心、手太阳小肠，中为手厥阴心包，后中为手太阴肺、手阳明大肠。前部横于寸口丸丸者为任脉，三部俱浮直上直下者为督脉，三部俱牢直上直下者为冲脉，前部左右弹者为阳跷，中部左右弹者为带脉，后部左右弹者为阴跷，从少阴斜至太阳者为阳维，从少阳斜至厥阴者为阴维。

然寸口仅有十一脉及奇经八脉的位置，唯缺手少阳三焦经。根据文中描述，手少阳三焦之脉可能位于寸口中之位。十一脉及奇经八脉的诊疗位置明确，根据是动则病的原则，列举了每条经脉的病发疾病及症状，且气口九道脉是目前唯一能够用来诊断奇经八脉的脉诊，补充了传统寸口脉法体系的不足。

脉诀阐微

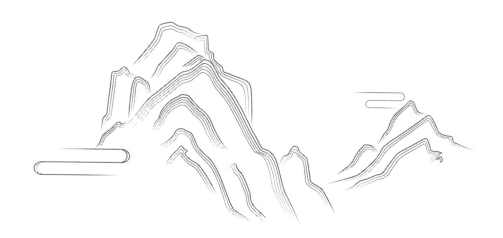

鬼真君脉诀·序

《脉诀》自王叔和传后，世鲜其人，谁知叔和止注《脉经》，误传有《脉诀》也。叔和既无《脉诀》，何传诀而不传经？以《脉经》之多不及《脉诀》之约也。然《脉诀》始于高阳生，非叔和原文也。铎遇云中逸老于燕市，传法之备，而不传《脉经》者，以《素问》《灵枢》二书言脉之多也。虽然，于多之中而求其约，安在必求脉于《灵》《素》哉？鬼真君名臾区，云中逸老弟子也。貌甚奇，面长尺有一寸，发短而鬃，深目鼻高，耳垂下且大，非凡近士也。且岐天师备传方法，何不传脉于铎。因授是书，皆切脉法也。夫真君为天师之徒，天师传道之备，胡真君传脉之约乎？盖病分脏腑，若脉则传脏而不及腑，宁脉与病异哉？不知病必兼脏，而脉不可兼脏也。《灵》《素》二书，有时合而言之，何今传《脉诀》独与病殊乎？以脏病而腑亦病，腑病而脏亦病，故治脏而腑在其中，切脏而腑亦在其内，又何必合言之。所以单言脏而不及腑也。真君之传，虽出于天师，亦真君之独见也。传止五篇，其言约矣。然皆言脏之文，治脏不可通之治腑哉。

山阴陈士铎敬之甫别号远公题于文笔峰之小瑯琊

洞垣全书脉诀阐微

山阴陈士铎敬之甫别号远公述
鬼臾区真君传

第一篇

原文

鬼真君曰：脉理甚微，原非一言可尽；人病多变，又岂一脉能包。论其阴阳，别其生死，察其脏腑，观其证候，既上、中、下之宜分，必寸、关、尺之自定。左寸心，左关肝，火木宁无至性[①]；右寸肺，右关脾，土金本有深情[②]。惟两尺为肾，水火实难分配[③]；中间是命[④]，左右还可同观。三焦别上、中、下以相诊，余经合寸、关、尺而共视。盖部位乌容倒置，辨贵分明，而表里何必细分，不宜拘执。虽按指以三部为法，数息便悟断经。顾看脉以五脏为主，知脏即通治腑。察四令之节气，春夏异于秋冬；审一日之暑时，寅卯殊于申酉。大约逢克则凶，逢生可救，我生则缓，我克难医。因五行而推断，举一隅而可知。弦似乎紧，涩似乎微，浮与芤相反，沉与伏宁殊，洪同实状，弱带濡形，辨之既清，病将安遁。故急则为痛，弦则为风，紧则为邪，缓则为虚，微则为冷，数则为热，滑则痰多，涩则

---

① 火木宁无至性：木生火，表达肝脏对心脏的滋润作用。

② 土金本有深情：土生金，有促进、助长、资生的作用。《石室秘录》载："治肺之法，正治甚难，当转治以脾，脾气有养，则土自生金。"

③ 水火实难分配：左肾属水，右肾属火。火说。《素问病机气宜保命集·病机论》中说："左肾属水，男子藏精，女子以系胞；右肾属火，游行三焦，兴衰之道由于此。"

④ 命：命门。明代医家张景岳认为："肾脏者，主先天真一之气，北门锁钥之司也。而其所以为锁钥者，正赖命门之闭固者。"

郁塞，洪为火旺，大为血干①，沉为阴寒，迟为困乏，小者气衰，细者血涸，浮者气升，伏者脉结，芤多失血，实多壅气，弱是阴亏，濡是湿犯，长是正气之和，短是邪气之克，代为正气之衰，革为正气之脱，结为邪气之搏，促为正气之耗，动有变动之机，静有安宁之喜。毛主火之将旺，石乃水之极沉，耎②是力薄，坚乃邪深，钩为气血之和，躁为气血之燥，搏击指而有太过之虞，散去指而无可留之状。脉嫌其绝，脉贵其平。既知各脉之异同，可断诸症之常变。然而诊脉必须得时，要在日之平旦。按指原无异法，贵取气之甚清，自然虚实易明，盛衰易辨矣。

陈士铎曰：脉理之不明也，久矣。以致看病不真，用药寡效，是脉之精微不可不讲也。然而精微出于浅近，过求乎窈杳③，反致失之。此鬼真君脉诀之妙，妙在浅近，使人人易知而深入也。

又曰：脉有阴阳之不同，王叔和分七表八里④，似乎切脉之分明，不知无一脉无阴阳，非浮为阳而沉为阴，迟为阴而数为阳也。阴中有阳，阳中有阴，于中消息，全在临证时察之，心可意会，非笔墨能绘画耳。

又曰：十二经各有脉，分十二经看之，自然玄妙入神。然而过求其精，反失其约。盖五脏之脉，能统摄七腑⑤，腑病治脏，脏安而腑自安。故脉诀止消言脏而不必言腑也。

又曰：切脉以呼吸为准。一呼脉二动，一吸脉二动，为是平人无病之脉，有余不及皆病也。世人切脉，多以三指齐按于寸、关、尺，以候各脉，焉得备观其阴阳虚实邪正之分哉。必须先以一指观其左寸，后及左关，又及左尺，然后又及右寸，又及右关，又及右尺，逐部分别，再以三指准之，则何异何同，始了然于胸中。见浮言其风，见沉言其积，见迟言其痛，见数言其热，自能阴阳莫逃，邪正有别，虚实不淆矣。

又曰：春、夏、秋、冬、长夏各有定脉，《内经》已详言之矣。春主弦也，夏主钩也，钩即微洪之意，秋主毛也，冬主石也，长夏主软弱也。太过不及均是病征。尤不可见者，克我之脉也。如春宜弦而见毛，夏宜钩

---

① 干（gān）：冒犯，冲犯。大脉指脉来大而满指，波动幅度倍于平常。

② 耎（ruǎn）：同"软"。软脉指脉搏软弱带浮，按之无力。下同。

③ 窈杳：深远。

④ 七表八里：出自《脉经》中"七表者，浮芤滑实弦紧洪也。八里者，微沉缓涩迟伏濡弱也"。

⑤ 七腑：指大肠、小肠、胃、胆、膀胱、三焦、心包络。

而见石，及至秋冬，未有不病者。余可类推矣。

又曰：脉随血而行，而血随时而运。病脉行至克我之脉，则病必重，行至生我之脉，则病必轻。盖金脉逢金时必旺，木脉逢金时必衰，故木病值寅卯则木当其令，逢申酉则木失其时。观寅卯申酉之旺衰，即知金木病情证候矣。即一木而可通之火土水金，即寅卯申酉而可通之子午巳亥辰戌丑未也矣。

又曰：脏腑之病，虽各不同，要不外五行之生克，逢生则病易愈也，逢克则病难痊也，我生则泄我之气，我克则劳我之神。脏腑为战争之地，胸腹为角斗之场，敌则扫除，而斩杀甚多，伤损必过矣。调停于生克之间，和解于败亡之内，仍于金木水火土而善用之也。

又曰：脉有相似而实不相同者，尤宜分辨。盖脉似相同，而病实各异，一经错认，死生反掌，可不慎欤。

又曰：脉之秘诀，大约三十八字尽之，而每字实有秘要，非一言可尽也。既非一言可尽，而鬼真君何以每一字皆用一言以诏示天下，岂脉诀贵少而不贵多乎？不知诀不必太多，而论诀正不必太少也。

又曰：急则为痛，言见急脉即为痛病也。急似乎数而未至于数也，急似乎紧而未至于紧也，有不可缓之状，乃气与火相斗，邪与正相战也。

又曰：弦则为风，弦乃春天之正脉，春天见弦脉，正风木之得令，非病也。苟见于夏秋冬季，则弦为风矣。

又曰：紧则为邪，邪者，亦风之类，但风邪感之甚骤，则脉必现紧耳。

又曰：缓则为虚，虚者，重按之不能鼓指①也。鼓指亦非太劲之谓，言其不能微微鼓指耳，最宜活②看。

又曰：微则为冷，冷者寒也，不论何部见微脉者，多是寒症。

又曰：数则为热，热乃火病，火性炎上，其性最速，故数脉作热论也。但数有不同，有阴数、阳数之异，有初数、久数之分，然而热则一也。

又曰：滑则痰多，天下至滑者无过于水，痰亦水也。水多则痰生，痰

---

① 鼓指：应指。

② 活：灵活，不固定。

多则滑见宜也。然而水病不一，滑脉不常，何故单以痰多属之滑也？不知水未结痰其体静，水既结痰其体动也，动极则滑极，脉见滑矣，非痰多而何。

又曰：涩则郁塞，涩脉乃往来之不甚舒畅也。此阴阳不和，气血不达，外感于风寒，内阻于忧郁，抑塞而不通，郁而未发之状。六部见此象，俱能成病，而尤于肝经不宜。一见涩脉，即以解郁通塞之药急治之，则随手见功也。

又曰：洪为火旺，洪者来大而去数①也。洪与大有分，按指若大，久之而不见其大，止见其数，重按之不见其数，而仍见大者为洪也。夏见此脉为宜，否则皆火旺之极也。

又曰：大为血干，大者重按而仍洪也。火之有余，乃血之不足，血不能制火，乃见大脉，在夏天则犹②非大忌。然见大脉即宜补血滋阴，以水伏火之为得耳。

又曰：沉为阴寒，沉者至深之象。深则未有不阴，阴则未有不寒者也。入石洞而阴寒逼人者，正以其深沉耳。

又曰：迟为困乏，迟者言俟之而不能进也。行百里者半九十，非迟之之谓乎。是其力乏神困，欲进③而不能，非可进而不肯进也。

又曰：小者气衰，小脉言脉之小而不能大也，气之不充之故耳。

又曰：细脉言脉之细而不能粗也，江河细流，正水缩也，人身之血少，自然脉细矣。

又曰：浮脉指按即得，气举而升之也。

又曰：伏脉指按始终不可得，或隐隐约约，或有或无者，是邪气搏结正气而不能出也。用药出之者生，然出之骤亦非佳兆。

又曰：芤脉中空如无也，血失则内无血养，安得不中空乎？

又曰：实脉不独按指有力，且有不可止抑之状，非正气之有余，乃邪气之有余也。邪气有余，自然壅阻正气矣。

又曰：弱脉不能强旺之状，阴虚而不敢与阳气相争也。

---

① 数（shuò 烁）：快。

② 犹（yóu 尤）：尚且。

③ 进：前进，向前移动。

又曰：濡脉言其濡滞①也，湿则霑濡非欤。

又曰：长脉之现，正气之和也。有胃气则脉自修长，有从容和缓之象。

又曰：短脉者，欲长而不能，欲速而不达。因邪气克犯正气，正负而邪胜也。

又曰：代脉之现，正气之衰，不得不止，以息②其气也。有痰气之结，壅膈不散，亦现代脉者。然正气不衰，痰安能作祟，使脉中止而不还乎？

又曰：革脉来浑浑而浊③乱，至击指者是，盖正气之欲脱也。

又曰：结脉其来则缓，而时又现止，是力不能不止也。明是正气甚衰，不敢与邪气相斗，邪气搏结于一身耳。

又曰：促脉，急遽之状，气耗而势难宽舒也。

又曰：动脉有不能安静之势，动极生变也。

又曰：静脉与动相反，不动则不变，自享宁静之福矣。

又曰：毛脉言如羽毛之拂体，乃有余之象，火将浮而又息之状。夏秋之间之正脉也。在夏则生气之旺也，在秋则旺气之衰也，在他时则热气之盛也，宜于活看。

又曰：石脉乃沉脉之至藏之极也，冬时正脉，余时见之为寒冷矣。

又曰：奭脉不能刚健之状，明是力之不胜耳。

又曰：坚脉至硬之状，邪气深入，牢不可破也。

又曰：钩脉洪而不大之象，如钩之有留也。乃胃脉和平，火不盛而司其令④，夏日见之尤为平脉也。

又曰：躁脉似动而非动，似数而非数，似促而非促，似急而非急也，若有干枯烦扰之状。

又曰：搏脉者，击指之谓也。各脉皆能击指，俱属太过。

又曰：散脉者，即解索⑤之兆，乃欲留而不能留，欲存而不能存也。

又曰：绝脉者，言脉之将断而未断，可续而不续也。死亡之时，必现

---

① 滞：不流畅。

② 息：使……休息。

③ 浊：浑浊，混乱。

④ 火不盛而司其令：火热不强但统领气血。

⑤ 解索：指解索脉，《新校正》云："解索者，动数而随散乱，无复次序也。"

此脉。

又曰：平脉者，言各脉之得其平也。如浮不甚浮，沉不甚沉，迟不甚迟，数不甚数耳，人现平脉，多是胃气之全也。胃气无伤，又宁有疾病哉。此脉之所以贵得平耳。

又曰：鬼真君脉诀止得三十八字，然而人之疾病已尽括于其内。要在辨其异中之同与同中之异。则因常可以通变，遇变可以用常，随时、随地、随症、随人，无不可起死以回生矣。又何必拘拘于日之平旦，乘人之清气^①诊脉治病哉。

又曰：五脏七腑各有脉，俱在寸、关、尺观之。《内经》分三部之内外、前后、上下^②，以细察其部位，何其详也。而鬼真君独重五脏，将七腑略而不言，止将三焦命门以示世，又皆不专属之于肾，何其略也？不知脏可以包腑，而腑不可以包脏，论腑太详，必至反遗^③夫脏矣。不若专言五脏，治脏而治腑在其中矣。三焦乃腑之一，何独举而言之？因世错认三焦在于肾中，故特指明也。命门为十二经之主，世人不知，而以右尺观之^④，恐失命主之义，故鬼真君辨明之也。

又曰：或疑王叔和《脉诀》，因遗落心包^⑤，遂至传疑千载。今鬼真君之诀，将七腑全然不讲，不更滋甚乎？然而切脉止可切五脏也。七腑部位《内经》虽分，似乎有一定之理，而究难别脏腑之异。不若单切五脏，论其五行之生克，病情反无可遁也。此鬼真君不言七腑，真是至捷之法，亦是至玄之机，幸勿作王叔和遗落心包一例而并讥之也。

又曰：脉贵知微，然而得其微又甚难也。暗中摸索，而欲使脏腑之疾病了然手指之间，易乎不易乎。虽然切脉必须问症，症是腑病，即以脏之脉合之，脏之脉不病，便是腑病也，治腑而病可愈矣。症是脏病，亦以脏之脉合之，脏之脉病，是非腑病也，治脏而病亦愈矣。苟知此法，又何微之不可得哉。

---

① 清气：指人之正气。

② 三部之内外、前后、上下：在此指寸口诊脉法的寸、关、尺三部。另有指脏部、上部、下部之说。

③ 遗：遗漏。

④ 右尺观之：指左肾右命门说，《难经》载："肾两者，非皆肾也，其左者为肾，右者为命门。"

⑤ 遗落心包：《脉诀》中只有六腑，即大肠、小肠、胃、胆、膀胱、三焦。

又曰：凡人之脉，多不相同，不可以此人之脉概论诸彼人也。看一人之脉，当取其左右两手之各脉一一而消息①之，辨其何部独异，乃断何经之病，庶②几得之。

又曰：看脉须看有神无神，实是秘诀。而有神无神何以别之？无论浮沉、迟数、滑涩、大小之各脉，按指之下若有条理，先后秩然不乱者，此有神之至也。若按指而充然有力者，有神之次也。其余，按指而微微鼓动者，亦谓有神。倘按之而散乱者，或有或无者，或来有力而去无力者，或轻按有而重按绝无者，或时而续时而断者，或欲续而不能，或欲接而不得，或沉细之中倏③有依稀之状，或洪大之内忽有飘渺之形，皆是无神之脉。脉至无神，即为可畏，当用大补之剂急救之，倘因循等待，必变为死脉，而后救之晚矣。

又曰：人有天生细微之脉，不可动曰虚弱，当统六部同观之。倘一脉独旺，一脉独急，余脉皆现细微，此非虚弱之脉也。旺乃火盛，而急乃邪侵也，以此消息，断然不瘥。

又曰：切脉贵先调息，吾息调而后可以察病人之息。盖病人之息，呼吸不到，未有能调者也。倘医者之息不平，又何以知病人之息哉？故学医者，平日学导引之法，则呼吸之间，无太过不及，自然下指之时息数分明，可以察病人之脉也。

又曰：看脉必须看症，盖症所以印证夫脉也。夫人之脉不同，有天生阴脉而不现之于皮毛之内，又将何处看脉？故必观其证候之若何，而证候正难辨也。或看其起居之静躁，静为阴，而躁为阳也。看其饮食之寒热，喜寒为热，而喜热为寒也。问其大小便之燥湿短长，燥短为实，而湿长为虚也。辨其口舌之黄白峭④滑，黄峭为邪盛，而白滑为正衰也。是观症所以济切脉之穷⑤，而切脉所以辅观症之妙耳。

---

① 消息：需要息知。消，需要。

② 庶：表示可能或希望。

③ 倏（shū 书）：迅速，很快。

④ 峭：陡峭，险峻。此处指舌苔干燥。

⑤ 穷：极限，尽头。

点 评

本门详述了诊脉方法、四季脉象及临床常见脉象的特征、临床意义等内容。关于常见脉象的种类,《黄帝内经》载20余种脉,为后世脉学研究奠定了基础。《脉经》论述了24种脉象,《濒湖脉学》记载27种脉象,《诊家正眼》增疾脉而为28脉,临床多以28脉进行概括。陈氏提及了38种脉象,但静脉、搏脉、躁脉等,临床鲜有提及。陈氏谓"伏脉按指始终不可得,或隐隐约约,或有或无者也"者,此处所指并非通常所说的"重按推筋着骨始得"的伏脉。陈氏谓"石脉乃沉脉之至,藏之极也,冬时正脉,余时见之为寒冷矣","石脉"相当于现在临床所言"伏脉"。故陈氏所述的38种脉象的特征及临床意义,后学应详辨之。

陈氏言"切脉以辅观症,观症以济切脉",强调临床应四诊合参。正如《濒湖脉学》所说:"上士欲会其全,非备四诊不可。"《四诊抉微》也说:"然诊有四在,昔神圣相传,莫不并重。"临床诊察过程中四诊资料具有相互参照、印证、补充的作用,不可偏废。

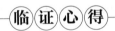

临证心得

脉诊是中医学最具特色的诊察方法之一。《素问·脉要精微论篇》曰:"四变之动,脉与之上下。"人体脏腑活动、气血运行可通过脉象变化及时地反映出来。《景岳全书·脉神章》曰:"脉者,血气之神,邪正之鉴也。有诸中必形诸外,故血气盛者脉必盛,血气衰者脉必衰,无病者脉必正,有病者脉必乖。"通过诊脉可了解气血的虚实,阴阳的盛衰,脏腑功能的强弱,以及邪正力量的消长,为治疗提供依据。医生精通脉理,方能准确地辨证论治。临床诊脉,应重视脉之胃气、脉之神气、脉之肾气。此外,诊脉时应脉症合参,脉象只是临床表现的一个方面,不能将其视为诊断疾病的惟一依据,只有四诊合参,才能确定脉之从舍,得出正确的诊断。

第二篇

原文

鬼真君曰：人身之病，变迁原非一致。人身之脉，纷纭必有殊形。故六部之中，每显各异之状；一经之内，常呈兼见之端。浮而弦，浮而数，多无定象；沉而细，沉而迟，不少同观。必须统论其精微，始可独断其真伪。

故浮而兼滑也，必是风痰之盛；浮而兼大也，决为气血之邪；浮而兼迟也，虚风之害；浮而兼濡也，湿气之侵；浮而兼细也，血随气而上升；浮而兼洪也，火得气而更旺；浮而兼芤，定为血泛之虞；浮而兼紧，决至邪重之苦；浮而兼急，必疼痛于上焦；浮而兼弱，必萎靡于下部；浮而兼长，气虽升而不伤其正；浮而兼短，气欲结而难散其邪；浮而兼结，邪搏于经络之间；浮而兼革，正脱于脏腑之内；浮而兼代，邪居于胸膈之处；浮而兼促，正伤于营卫之中；浮而兼动，气在变迁；浮而兼静，气将宁息；浮而兼毛，气得火而上腾于头目；浮而兼躁，火因气而上炎于咽喉；浮而兼钩，气升之和；浮而兼搏，气浮之极；浮而兼耎，气虚之甚；浮而兼散，气不可收；浮而兼平，气乃无病。

沉而兼迟也，寒虚之至；沉而兼涩也，郁滞之深；沉而兼滑也，寒痰之不舒；沉而兼小也，冷气之难发；沉而兼实也，气得寒而不扬；沉而兼微也，精因冷而欲脱；沉而兼细也，血逢阴凝之象；沉而兼紧也，邪乘寒冷之征；沉而兼急，小腹有寒邪之痛；沉而兼濡，两足多水胀之侵；沉而兼长，气陷而正尚未伤；沉而兼短，精冷而邪将不涣；沉而兼结，邪搏于至阴；沉而兼革，正脱于髓海①；沉而兼代，命门将绝而可危；沉而兼促，

---

① 髓海：人体四海之一，指脑。《灵枢·海论》载："脑为髓之海，其输上在于其盖，下在风府。"

元阳[①]欲脱而可畏；沉而兼静，阳寒能守；沉而兼石，阴固不迁；沉而兼耎，腹冷有痛楚之苦；沉而兼散，精寒有涸绝之危。

更有濡迟兼见，无非湿犯乎虚；濡滑同来，尤是痰成乎水；濡中兼大，湿因血耗以相侵；濡中兼小，水趁气衰以相犯；濡而兼弦，风水之患深；濡而兼芤，痰血之症急；濡而兼长，水湿易散；濡而兼革，水湿难消；濡而兼动，水有泛滥之盛；濡而兼静，湿多浸润之微；濡而兼耎，水邪乘虚而相生；濡而兼散，正气随湿而欲脱。

迟而兼涩，郁中以成弱；迟而兼滑，湿内以招虚；迟而兼大，气血皆居干燥；迟而兼小，精神必至伶仃；迟而兼微，虚寒之气；迟而兼细，匮乏之身；迟而兼弦，内伤之风；迟而兼芤，内伤之血；迟而兼长，病不足畏；迟而兼短，症实可愁；迟而兼代，必至损伤脾胃；迟而兼革，定然涣散精华；迟而兼石，气寒将侵于骨；迟而兼耎，血衰少养乎心；迟而兼散，寒极而气飞；迟而兼静，阴微而精固。

数而兼滑，亢炎之痰；数而兼大，沸腾之火；数而兼实，气壅于热；数而兼弦，火助乎风；数而兼洪，热有燎原之盛；数而兼紧，邪有烽火之传；数而兼芤，吐血何狂；数而兼代，丧躯必速；数而兼革，走阳可许；数而兼促，消正堪忧；数而兼动，恐有发狂之变；数而兼毛，定多消渴之成；数而兼搏，火刑金而喉舌无津；数而兼躁，火烧心而脾胃生焰。

涩中兼小，气血亏而郁志莫伸；涩中兼实，气血壅而思想难遂；涩中兼微，气寒而滞；涩中兼细，血少而愁；涩中兼洪，郁怒不解；涩中兼急郁痛安禁；涩中兼结，邪搏于两胁之间；涩中兼促，正亏于半表之际；涩中兼革，气欲脱于肾肝；涩中兼代，气将绝于脾胃；涩中兼石，寒郁不宣；涩中兼坚，风郁难出；涩中兼搏，郁甚莫解；涩中兼静，郁极安移。

滑而兼大，痰借血以为灾；滑而兼小，痰借气而作祟；滑而兼实，气塞于痰中；滑而兼微，痰冷于胸次[②]；滑而兼细，痰旺而血枯；滑而兼弦，水盛而风急；滑而兼洪，湿热成党；滑而兼芤，痰血为疴；滑而兼紧，邪得湿以助威；滑而兼急，邪乘湿而增痛；滑而兼濡，湿盛恐邪气之添胀；

---

① 元阳：元阳即为肾阳，又称真阳、坎火、真火、命门之火、先天之火。《景岳全书》："元阳者，即无形之火，以生以化，神机是也。"元阳有温煦机体、推动气化、制约肾阴的作用，为人体阳气之根本。

② 胸次：胸间。

滑而兼革，水多防正气之难收；滑而兼动，水畜致肠腹之鸣；滑而兼毛，火沸召痰涎之吐；滑而兼奘，湿痰积而不消；滑而兼坚，湿邪留而不散；滑而兼搏，痰有倾盆之呕；滑而兼散，水如走石之崩。

余脉俱可类推，各经正当细晰。总以脾胃之气为要，更以平缓之脉为先，倘下指之时，均有宁静之致，庶^①几药饵之用，可许康健之祥矣。

陈士铎曰：凡人之病，变迁不常，而脉亦因病殊形，必非一状。大约一经之中，必兼二脉以相见也。合二脉以论症，而症始出焉。合二脉以用药，而药始当焉。但二脉兼见甚多，不止浮、沉、迟、数、涩、滑、濡也。然苟知兼见之大旨，则以七脉为纲，以余脉为纪，又何病之不可推测哉？

又曰：脉有同中之异，亦有异中之同。同是浮脉，而何以有各脉之异？同是沉脉，而何以有各脉之殊？盖脉无一定之形，必兼两脉而并见也。两脉既然并见，合两脉以治一病，自易见功。然而两脉之现，必察其同异。知其同中之异，竟治其异而不必顾其同；知其异中之同，竟治其同而不必顾其异。从此消息^②，医道乌得不神哉。

又曰：千态万状者，病也；千变万化者，脉也。鬼真君以三十八字尽脉之理，毋乃太简乎？故又取兼见之脉以示世，似乎克尽其变矣。然而兼见之脉，止取浮、沉、迟、数、涩、滑、濡之七脉，而其余三十一脉不言兼见，或疑其诀之不全，而立法之未善也。不知脉之大纲，而浮、沉、迟、数、涩、滑之六字耳。举其大纲，而余可类推，又何必琐细之尽告哉。吾意于浮、沉、迟、数、涩、滑之外，引濡脉之兼见者，亦可无事重宣耳。鬼真君惟恐人之拘执而不通也，故略举一濡脉以训世耳。

又曰：兼见之脉，须先看七脉为主。既得七脉，而后辨其兼见之形，则同中之异与异中之同，无难细得也。以七脉为纲，以兼见为纬，实切脉之权舆^③也。

又曰：切脉实难，而辨其异同不尤难乎？然而无难也。知浮、沉、迟、数、涩、滑、濡之七脉，而其余三十一脉兼而察之，则其病可意会

---

① 庶：也许，或许。

② 消息：秘密，诀窍。

③ 权舆（yú于）：比喻开始。

也。况鬼真君又明告之乎。细读此诀，亦何患脉之难知，而病之难识哉？

又曰：人疑兼见之脉不止鬼真君所示，寥寥数语恐不足以包万病也。殊不知脉诀言愈多而脉愈晦，鬼真君之诀，妙在于少也。以少胜多，非便世人之习诵也，实其脉诀神奇，足以包举万病耳。

又曰：脉理细微，须辨其同中之异，异中之同。同中之异者，如同是浮脉，何以有大、小、虚、实之异也；如同是沉脉，何以有迟、数、涩、滑之异也。异中之同者，如寸、关、尺各现大、小、虚、实之异，而浮脉则同也。上、中、下各现迟、数、涩、滑之异，而沉脉则同也。知其同中之异，则竟①治其异。知其异中之同，则不必治其同。于此消息，何患脉理之不精哉？

点 评

本篇主要表述了病有不同，脉象各异，一经内两脉常相兼出现及各相兼脉所主病证，以形象的文字分别描述了鬼真君所述其在临床实践中积累归纳的以浮、沉、迟、数、涩、滑、濡七类脉为纲，滑、大、小、弦、芤、长、革、动、静、散、软等三十一脉为纪的七组相兼脉象以及其所代表临床证候和辨证意义。人身所出现之各相兼脉都可归于浮、沉、迟、数、涩、滑、濡之纲领之下，然同是浮脉其中又可细分，需明察其中之异，其余六脉皆是如此。陈氏认为疾病千变万化，而原有脉象亦受病势影响与另一种脉象相兼出现，因此相兼脉的辨证在临床诊断治疗中有着重要的指导意义。陈氏以此为例，强调在相兼脉的规律掌握上应举一反三，同时以整体观念辨证论治，既认识到两种脉象间的差异，又能在其间发现二者的相同之处，最终掌握疾病的发展变化规律。相兼脉体系看似繁杂，实则在于综合两种甚至以上的脉象，从而更加清晰地明确诊断信息，方便用药，以取得良好的临床疗效。从宏观角度来讲，世间疾病千变万化，此脉诀以少胜多，以不变应万变，足以包举万病；从微观角度来说，脉有位、数、形、势，若能明辨脉象之异同，有利于整合归纳脉诊信息，提高诊断的正确率。

---

① 竟：追究。

临证心得

相兼脉的形成通常和很多因素相关，一是其机体病因相兼，多种致病因素可同时存在；二是脏腑相关，五脏六腑经络官窍密不可分；三是病理变化的复杂性，如张仲景《伤寒论》中指出小柴胡汤或然证的存在是病机变化的明证；四是临床症状多样，主要、次要症状同时存在。

所以，论证相兼脉对准确把握临床诊疗有极大帮助，现以典型相兼脉弦滑脉为例：早在《素问·玉机真脏论篇》中"春脉者，肝也……故其气来软弱清虚而滑，端直以长"，《素问·平人气象论篇》中"病肝脉来，盈实而滑，如循长竿曰肝病"，可见，肝之常脉弦脉必兼柔和之象，并应有一定的流利程度，故曰"轻虚而滑"。而《脉经》中同样有关弦滑脉的论述，"寸口脉弦而滑"。现代脉理学研究[1]认为弦脉、滑脉可相兼，其脉图兼有弦脉、滑脉两种脉象的特征，形态也居于二者之间。在实际临床中诸多医家认为弦滑脉相兼，不同的脉位有不同的临床意义：赵玉霞等[2]发现心脏二尖瓣狭窄合并二尖瓣返流或主动脉瓣返流患者的主要脉象为滑脉或弦滑脉；罗英华等[3]发现排卵前脉象为一弦一滑，而排卵期则转为双侧脉弦滑；邵奇等[4]认为患有焦虑症，抑郁症或双向情感障碍等病机为肝胆阳气不振，或胆郁痰扰的精神心理患者多会出现弦细、弦滑、细滑、弦细滑等脉象。

参考文献

［1］张万春. 弦滑脉之我见［J］. 浙江中医杂志，2001，46（12）：19.

［2］赵玉霞，唐占府，梁济乐. 脉搏图与心脏多种瓣膜病变的相关研究［J］. 辽宁中医杂志，2000，27（6）：244-245.

［3］罗英华，张彩虹. 育龄女性月经周期脉象调查分析［J］. 山东中医杂志，2007，26（6）：387-388.

［4］邵奇，王承灏，连雅君，等. 弦滑脉相兼争议［J］. 环球中医药，2020，13（10）：1788-1790.

第三篇

原文

鬼真君曰：五脏之病，必以寸、关、尺为凭，七腑^①之症，亦以寸、关、尺为据，然不分晰其精微，又何能尽知其玄妙。

试观其寸口也：左寸见浮，风热上越而头疼；右寸见浮，咽喉中燥而鼻塞。左寸见芤，胸难藏血而呕吐^②；右寸见芤，胃多瘀血而痛疼。左寸见滑，热痰入心而舌强；右寸见滑，热痰侵肺而皮折^③。左寸见实，火焚心而面赤；右寸见实，火生胃而唾干。左寸见弦，风入体必多头痛；右寸见弦，风入肠定有筋挛。左寸见紧，邪盛而心痛；右寸见紧，气嗽而肺伤。左寸见洪，心胸起热闷之烧；右寸见洪，头脑生炎蒸之楚^④。左寸见微，心寒而虚弱何辞；右寸见微，气冷而崩陷难免。左寸见沉，心君失相火之助；右寸见沉，肺金召寒气之侵。左寸见涩，心脉火郁而未舒；右寸见涩，肺金金郁而莫达。左寸见迟，膻中虚乏而难以卫心；右寸见迟，上焦损伤而难以生气。左寸见伏，气匿于胁间；右寸见伏，气积于脘内。左寸见濡，膀胱水蓄而不消^⑤；右寸见濡，皮毛汗泄而未止。左寸见弱，无血以养心；右寸见弱，乏气以生胃。左寸见火^⑥，心经血燥而怔忡；右寸见大，肺经血干而闭结。左寸见小，惊悸时生；右寸见小，怯弱日甚。左寸见虚，心中恍惚；右寸见虚，胃内衰微。左寸见细，运行乏力；右寸见细，言语无神。左寸见微，包络有寒邪之入；右寸见微，胸脘有阴气之招。左寸见急，心疼不免；右寸见急，喉痛安辞。左寸见短，三焦之气自怯；右

---

① 七腑：陈氏认为心包络为六腑之外一腑。

② 胸难藏血而呕吐：左寸候心，芤主亡血，血不循经而呕吐。

③ 热痰侵肺而皮折：肺荣于皮毛，肺病则皮毛不泽。

④ 头脑生炎蒸之楚：洪为火旺，火为阳邪，易袭阳位，头为诸阳之会，同气相求，故痛。楚，痛苦之意。

⑤ 膀胱水畜（xù 恤）而不消：膀胱水液积聚而不通。畜，原指积，积聚。后作"蓄"。

⑥ 火：疑误，应为"大"。

寸见短，再宿之食难消。左寸见代，心痛勿讶^①；右寸见代，痰塞何妨。左寸见结，邪搏于心包；右寸见结，邪蟠^②于胃脘。左寸见促，积聚有烦闷之苦；右寸见促，留滞兴痞满之忧。左寸见革，心气散漫而不收；右寸见革，肺气飞跃而不返。左寸见动，欢娱妊子之祥；右寸见动，饮食伤气之兆。左寸见毛，心火动而将刑肺金；右寸见毛，肺火起而将克肝木。左寸见钩，心气安而梦魂适；右寸见钩，肺气肃而膀胱通。左寸见坚，邪犯心而呼号；右寸见坚，邪侵肺而咳嗽。左寸见躁，无血养神；右寸见躁，无精定魄。左寸见搏，火太过而焚心；右寸见搏，火太过而烁肺。左寸见石，阴寒直捣于膻中；右寸见石，冷气逼居于脘内。左寸见散，心有无可奈何之象；右寸见散，肺有但出无入之悲。

试观其关中也：左关见浮，肝犯风而眼赤；右关见浮，胃入风而渴生。左寸见芤，必肝伤而失血；右关见芤，必肠毒而便脓。左关见滑，头目肿痛堪嗟^③；右关见滑，脾胃热焚甚苦。左关见实，痎癖^④可征；右关见实，心腹多痛。左关见弦，肝旺生风；右关见弦，脾崩不食。左关见紧，筋脉急拘；右关见紧，嘈杂呕吐。左关见洪，眼目生花；右关见洪，心腹结痛。左关见沉，必阴寒之癖积；右关见沉，定冷气之难安。左关见涩，风邪寒闭，因气郁有余；右关见涩，饮食伤残，实血虚之不足。左关见迟，两胁多寒；右关见迟，中焦微冷。左关见伏，关格收藏；右关见伏，霍乱吐泻。左关见濡，瘅^⑤症将成；右关见濡，水臌可畏^⑥。左关见弱，筋痿宜防；右关见弱，气短须补。左关见数，肝火盛而目红；右关见数，胃火旺而口渴。左关见大，怒气伤肝；右关见大，狂阳伤胃。左关见小，肝胆气衰；右关见小，脾胃血少。左关见虚，必益其血；右关见虚，须补其津。左关见微，温其下元之惫；右关见微，暖其气海之寒。左关见细，虑脚膝之酸；右关见细，恐肚腹之泻。左关见急，肝痛而不能眠；右

---

① 讶（yà 亚）：诧异，惊奇。

② 蟠：伏也，曲也，屈也。

③ 嗟：语气助词，无实意。

④ 痎（jiē 揭）癖：陈旧的胁下痞块，痛时可触，平时不见。痎，《素问病机气宜保命集》载："痎者，老也。"癖，《诸病源候论》："癖者，谓僻侧在于两胁之间，有时而痛是也。"

⑤ 瘅：热证（《类经》）。《素问》载："肝传之脾，病名曰脾风，发瘅，腹中热，烦心出黄。"

⑥ 右关见濡，水臌可畏：水臌乃水液积聚之病，右关为脾之主，故见濡脉。

关见急，脾伤而自难卧。左关见代，肝绝而痛则无妨；右关见代，肝绝而安则无救。左关见结，胸满而痰结于中；右关见结，脾伤而滞气于下。左关见促，肝无肾水之滋；右关见促，脾无肾火之养。左关见革，气脱于木旺之时①；右关见革，气脱于土崩之候。左关见动，两胁有气痛之愁；右关见动，中焦有火焚之惧。左关见毛，肝木旺而生风；右关见毛，胃土盛而动火。左关见臭，无病之人；右关见臭，加粲②之客。左关见钩，肝血之足；右关见钩，脾气之安。左关见静，优游享无事之福；右关见静，舒畅享强食之愉。左关见石，筋得寒而拘挛；右关见石，胃因冷而泄泻。左关见坚，邪必留恋于经络；右关见坚，邪必会聚于脏腑。左关见躁，必苦血干而多怒；右关见躁，必苦液涸而善呕。左关见搏，防太盛之中风；右关见搏，虑过旺之狂病。左关见散，筋驰而不能收；右关见散，肢解③而不可举。

　　试观其尺下也：浮见尺左，水亏而双耳齐聋；浮见尺右，火旺而大肠自秘。芤见尺左，小遗多脓血之灾；芤见尺右，大便下赤红之叹。滑见尺左，水入腰而作楚；滑见尺右，痰流足以成痹。实见尺左，膀胱水闭而不通；实见尺右，溺沥火涩而难出。弦见尺左，腰腹重滞生疼；弦见尺右，肾脏风邪作耗。紧见尺左，耳似蝉鸣；紧见尺右，脐同虫咬。洪见尺左，水熬干而消渴；洪见尺右，火炎上而梦遗。微见尺左，盗汗淋漓；微见尺右，肠鸣泄泻。沉见尺左，精冷如冰；沉见尺右，腰寒若水。涩见尺左，阴寒疝④结；涩见尺右，逆冷肠崩。迟见尺左，下焦寒冷；迟见尺右，小腹阴凝。伏见尺左，阳气不升；伏见尺右，阴气更闭。濡见尺左，寒湿侵骨；濡见尺右，冷痿⑤中腰。弱见尺左，双足骨酸；弱见尺右，两腿气乏。大见尺左，肾涸于遗精；大见尺右，命残于作用。小见尺左，水耗无多；小见尺右，火衰不旺。虚见尺左，心肾不交；虚见尺右，水火皆乏。微见尺左，冷入关元；微见尺右，寒通腹里。细见尺左，髓冷胫⑥枯；细

---

① 木旺之时：五行中肝属木，故此为肝盛之时。

② 粲：上等白米。

③ 解：通"懈"，怠也。

④ 疝：疝气。《医学心悟》载："疝者，少腹痛，引睾丸也。"

⑤ 痿：肺热叶焦，发为痿躄。

⑥ 胫（jìng痉）：小腿，从膝盖到脚跟的一段。

见尺右，命寒精泄。数见尺左，水少而火沸为痰；数见尺右，火炎而水随作喘。急见尺左，痛入阴丸；急见尺右，疼添小腹。短见尺左，自无延龄之福；短见尺右，定含怯战之羞。代见尺左，精败欲绝；代见尺右，火熄将亡。结见尺左，邪袭水而不散；结见尺右，邪乘火而不离。促见尺左，髓耗而足难行步；促见尺右，火衰而气不通心。革见尺左，玉关^①不闭；革见尺右，河车俱焚。动见尺左，定然魂梦多遗；动见尺右，定然阳强不倒。毛见尺左，精耗而龙火将兴；毛见尺右，焰腾而命门自热。奭见尺左，肾弱相宜；奭见尺右，火衰当助。钩见尺左，阴平之士；钩见尺右，阳秘之徒。静见尺左，闭关可信；静见尺右，守真无疑。石见尺左，精无倾失之慨；石见尺右，阳有退藏之庆。坚见尺左，邪入于骨髓；坚见尺右，邪居于腰膝。躁见尺左，肾难上交于心；躁见尺右，阳且高越于鬲^②。搏见尺左，膀胱越热闭之淋；搏见尺右，咽喉长疮蛾之肿。散见尺左，肾水欲绝于须臾；散见尺右，元阳将逃于顷刻。

此皆六部之专主，亦即各脉之旁通。然而各脉之中，缓急为要；六部之内，长脉为宗。脉长而命根深，脉缓而胃气在，故上、中、下必取其缓，而寸、关、尺必尚其长也。

陈士铎曰：脉有兼见以观其变，必有独现以显其常，常变之道，不可不分观之也。鬼真君先言其变，示变之宜知也，再言其常，示常之宜谙也。知常而后达变，又宁至有治常之失哉？

又曰：脉不分观部位，则病情不可得而知，此寸、关、尺必须分观其脉也。

又曰：脉有寸、关、尺无脉，而脉见于列缺之间者。世人以为反关脉也，此乃经脉虚而络脉盛也。经脉虚，故不现于寸、关、尺三部，络脉盛，故现于列缺之间。盖直行为经而旁出为络。列缺正络脉之穴也，在两手交叉食指尽处，两筋骨罅^③中，属肺经之络别走阳明之络也。此中原有动脉，宜细动不宜大动。今寸、关、尺三部无脉，而此处之脉大动，亦现三部之象，是阳胜于阴也。《千金翼》谓：阳脉逆反大于寸口三络，正谓

---

① 玉关：精门。

② 鬲：同"膈"。

③ 罅（xià 下）：缝隙，裂缝。

反关脉也，亦当分观其动，以别疾病耳。

又曰：寸、关、尺分上、中、下也，心、肺居上而以寸观之，象天也；肝、脾居中而以关观之，象人也；肾居下而以尺观之，象地也。医道必合天、地、人以论医，则医无剩义；脉诀亦必合天、地、人以示法，则法无遁情。非好作广大之语也，实有不如此，则其法为不备耳。

又曰：寸、关、尺分上、中、下切之，是矣。然其中有上而兼中者，有中而兼下者，有中而兼上下者，又不可不知之也。如寸脉浮而连于关，关脉数而连于尺，如关脉大而连于寸尺者是也。此又当合寸、关、尺而同观，又不可专主于寸而不及关，专主于关而不及寸尺，又在临证切脉而变通之也。

又曰：脉宜分观，以别虚实。然又有合寸、关、尺以分虚实者，大约左之寸、关、尺齐旺者，乃外感居多。右之寸、关、尺齐旺者，乃内伤居多。非单左寸旺为外感，右寸旺为内伤也。

又曰：寸、关、尺分观之后，又宜合观，不分观不知其细，不合观不得其和。故分观之时，当以一指切其脉，合观之时，又当以三指切其脉也。

又曰：看寸、关、尺三部之脉，先切关脉，而后看寸脉，由寸脉而后看尺脉，左右相同。

又曰：今人看脉，男先看左，女先看右，男女之脉，何尝有异，正不必如此拘拘也。

又曰：凡人脉贵有胃气。胃气者，平气也。毋论寸、关、尺，下指之时觉有平和之象，即是有胃气也，非独右关平和始有胃气耳。

又曰：脾与胃为表里，胃病则脾必病，脾病则胃亦病，病安有胃气哉。故脾脉与胃脉同观，所以脾胃之脉皆在右关切之耳。

又曰：胃旺而脉愈微，胃衰而脉愈盛。故右关太旺，反是胃气之虚也。然而右关之旺，又由于左关之旺也，左关旺而右关不能衰，此木来克土之象[①]，又不可不知之也。

又曰：三部之脉，前人以尺脉为根，似乎切脉重在尺也。不知本实先

---

① 此木来克土之象：陈氏认为左关候肝，右关候脾，根据五行学说，肝属木，脾属土，故言之。

拔，固然枝叶难荣，然而过于摧残，如狂风大雨拔木折枝，根亦随竭，此脉所以必统三部而分观之也。

又曰：寸、关、尺各有内外之分，尺外尺里、关外关里、寸外寸里，皆从左右以分内外，而非上下以分内外也。余注《内经》，已详哉言之矣。而鬼真君不言及此者，盖举其要而示人耳。

又曰：脉分三部，上寸也，中关也，下尺也。寸之内又分左右，左寸候心，而包络、膻中统其内，左^①寸候肺，而胸脘、咽喉统其内。关之内又分左右，左关候肝，而胆、胁、膈则统其内，右关候脾，而胃则统其内。尺之内又分左右，左尺候肾之水，而小肠、膀胱、小腹、股膝统其内，右尺候肾之火，而大肠、腰、胫、胻^②统其内。三焦有上焦、中焦、下焦之异，上焦属于寸，中焦属于关，下焦属于尺，不可于右肾候之也。命门为十二经之主，不属于右肾，而不得不候之于右肾也。部位既明，切脉自无疑。

又曰：鬼真君所分之部位，一皆准于《内经》，与王叔和所定大相悬殊，世人见之未有不惊异者也。然而鬼真君正恐人惊异，单言五脏而不言七腑。铎虑部位不明，又将何以诊脉，故于前条细列以问世，第推鬼真君之意，但知五脏之脉，正不必又及七腑之脉也。铎重言之，似乎饶舌矣。

又曰：五脏各有表里，心则与小肠为表里也，肝则与胆为表里也，肺则与大肠为表里也，脾则与胃为表里也，肾则与膀胱为表里也。表病则里病，原相关切，故治里正所以治表也。何必分表是表，而不属之于脏，里是里，而不属之于腑哉？

回 **点 评**

本篇论述左右手寸、关、尺各部见浮、芤、滑、实、弦、紧、洪、沉、涩、迟、伏、濡、弱、数、大、小、虚、微、细、急、短、代、结、促、革、动、毛、软、钩、静、石、坚、躁、搏、散35种脉象主病，但静脉、搏脉、躁脉等，临床鲜有提及，后学者应详辨之。又论寸、关、尺对应上、中、下三焦所属脏腑，且有上而兼中、中而兼下、中而兼上下

---

① 左：疑误，当为"右"。
② 胻（héng 恒）：形声字，月（实为肉）为形，行（héng）为声。本意为小腿。

者。至于左右手配脏腑部位及三部所主，滑寿曰："左手寸口，心、小肠脉所出。左关，肝、胆脉所出。左尺，肾、膀胱脉所出。右手寸口，肺、大肠脉所出。右关，脾、胃脉所出。右尺，命门、心包络、三焦脉所出。寸为阳，为上部，主头项以下至心胸之分。关为阴阳之中，为中部，主脐腹胠胁之分也。尺为阴，为下部，主腰足胫股之分也。"亦证之。又论脉宜分虚实，且分观之后，又宜合观，强调了中医整体观念的核心思想。陈氏所言："五脏各有表里……表病则里病，原相关切，故治里正所以治表也。"这体现了脏腑的表里关系。

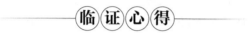

临证心得

　　寸口又称气口或脉口，在病变时反应较敏感，容易感知，所以从寸口脉象变化既可了解机体正气盛衰和营卫气血运行情况，又可判断病邪对脏腑的影响。《难经·一难》曰："十二经皆有动脉，独取寸口，以决五脏六腑死生凶吉之法，何谓也？然：寸口者，脉之大会，手太阴之脉动也……故法取于寸口也。"脉之六部，分属一定脏腑，并可测定相应的病变。《难经》以尺寸分阴阳，根据脏腑的部位，把躯体划分为胸、膈、腹三部，其中，心肺居于胸部，故配两寸；肝脾居于膈上，故配两关；两肾居于脐下两侧，故配属尺部。现代临床实践证明，有些胸以上至头部的疾病，可以在寸脉上反映出来；脐以上至膈部的疾患可在关脉反映，脐以下至足部的疾患，可反映于尺脉。若想学好脉诊，在此基础上，再继续学习经典，如李时珍的《濒湖脉学》，王叔和的《脉经》，大学教材中的《中医诊断学》等，方能不断提高诊脉技术。

第四篇

原文

鬼真君曰：诊脉宜分生死，决日当定时辰。伤寒热病，洪大生而沉细死；产后热病，缓滑吉而弦急凶。头痛之疴，生于浮滑而死于短涩；腹胀之症，死于虚小而生于大浮。下痢活于微小，浮洪反有难疗之叹；癫狂全于实大，沉细转兴莫救之忧。消渴数大有生机，虚小愁其阴尽；霍乱浮洪无死法，微迟虑彼阳亡。中风最喜迟浮，急实者何能起死；中恶偏宜紧细，浮大者不易回生。心疼沉细，非比浮大之难医；水气大浮，不似沉细之莫疗。吐血鼻衄，沉弱沉细者生，实大浮大俱为亡兆；中毒肠癖，洪大滑大者吉，微细滑细各是危征。喘急宜浮滑，短涩云亡；咳嗽尚浮濡，沉伏决毙。久泻反宜微细，浮洪者多致归阴；新产切忌大弦，缓滑者宁忧辞世。呕吐虚细者吉，实大则艰于奏功；痨瘵浮滑者佳，细数则难以取效。盗汗惟嫌紧数，虚小无愁；失血止虑浮洪，细弱可喜。内实者吉在浮洪，沉细有变迁之祸；内虚者吉在沉细，浮大无存活之祥。痹症尤嫌浮大，细涩长延；厥病更忌紧弦，洪数即解。癥瘕见细微而可喜，弦滑者危；眩冒见浮滑而相宜，沉涩者重。黄疸不宜急数，迟滑易于分消；白淋偏贵濡迟，涩弱艰于止遏。便闭生于微细，洪大有阴尽之伤；发汗生于虚小，弦洪有阳亡之失。腹痛沉伏，多入泉台；胁痛芤大，定趋死路。脱症结代，难留人世；喘症促革，易走冥途。关格涩伏，常登鬼录；痈疽滑大，转庆生缘。结胸现沉紧，半寄于死亡；脏结现浮滑，速痊于淹滞。直中阴经，丧沦代结；忽成热病，全活浮洪。发斑洪大，未是死征，噎膈数细，实非生气。偏枯之症，弦滑何愁；歪斜之疴，数大可治。噤口之痢，结涩不易疗；中暑之症，沉伏不须惊。循衣摸床，细小尤堪救援；遗尿撒手，促革必至丧捐。筋青囊缩，微短殒殁；舌黑发直，数大焦枯。脐突唇裂，结代应殁；口张足肿，短促何延。呃逆不止，短散就木；懊憹无休，微弱加餐。血晕散促，顷刻归阴；肠结搏坚，旦夕歌露。

更有带钩之象，心死可定于九日；弹石之状，肾死必绝于七朝；弓弦之张，肝死定亡于十八；釜沸之乱，脾死可决于四三；浮水之景，肺死应丧于十二也。尚有秘法，可以馨传于万年，如见前形，不必问现于何脏，见虾游而断八日之必死，见雀啄而决七日之必亡，见吹毛而言四日之必危，见夺索而许一日之必逝，见屋漏而定五日之必陨。其余死亡，可据推断。

陈士铎曰：死亡之脉，不尽于此，然而得此，正易决存亡也。

又曰：《素问》《灵枢》载死亡之脉甚备，二书参观，更无差错。

又曰：死亡之脉，全在看脉之有神、无神。有神者，有胃气也。无神者，无胃气也。故有胃气，虽现死脉而可生，无胃气，即现生脉而必死，又在临证而消息之也。

又曰：脉现死亡，不可轻断死期，往往有用药得宜，虽不能起死为生，然延留数日，亦其常也。诀中篇末有决日之法，愚以为终非定论，但断其必死，而不必先定其日期，当与高明共商之。

又曰：死亡之脉现之于骤者易救，以脏腑初绝，尚有根可接也。倘时日已久，虽有人参又何以生之于无何有之乡哉，有无可如何者矣。

又曰：脉有细微欲绝者，多是死亡之脉。然脉有伏而不出，状似细微欲绝，其实绝而未绝也，一出脉而细微之象如失，此等之脉最难辨别，又当合症而参观之，未可全恃夫切脉也。

又曰：脉有生死之各别，如鱼游、雀啄之类，弹石、解索、屋漏、水流、吹毛之状，自是死脉无疑，见此等之脉，即可决其必亡。苟无此等之现，似乎不宜遽言其死。不知脉贵有神，倘浮、沉、迟、数之间，涩、滑、大、小之际，初按若有，再按若无，或散或乱，或来或去，全无神气，虽非旦夕之云亡，必至岁月之难久，何尝非死脉哉？倘代结之脉，按之有神，不过痰涩之壅塞，寒痛之遏抑，暂时之病，未尝非生也。故决人生死，全要看脉之有神无神为贵耳。

回 点 评

本篇主要讲述了诊脉如何分生死。死亡之脉，全在看脉是否有神无神。有神者，有胃气也。无神者，无胃气也。故有胃气，虽现死脉而可生，无胃气，即现生脉而必死。另外，虽然脉现死亡，但是不可轻断死期。因为如果用药得宜，虽不能起死为生，却往往可以使患者延留数日。

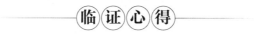

临证心得

以头痛为例，本篇指出头痛生于浮滑而死于短涩。头乃诸阳汇聚之处，它的疼痛原因可以是寒邪、热邪、痰浊之邪、血瘀之邪等，临床脉象常见紧脉、浮脉、洪脉、滑脉、弦脉、涩脉等。如果头痛并见浮滑之脉象，风性飘散为浮，痰浊为水凝液结，停蓄不流，此时如能祛风邪化痰浊，则头痛易愈；倘若头痛见短涩之脉象，阳脱于上谓短，阴衰于下为涩，那么此时患者已属气血亏虚，阴阳离决，是危重病情，较难痊愈。

第五篇 妇人小儿脉诀

　　鬼真君曰：阴阳原无二道，男女何有殊形。五脏相同，不必两分彼此；三部亦一，宁须各论参差。惟受妊成胎，独殊男子，故辨妊论孕，更别妇人。尺中脉滑，女经不调且有带淋之病；关中脉涩，天癸已断宁非郁塞之疴。左寸滑而左尺大，怀子之兆；左尺数而左关微，有儿之征；左寸带纵①，两男之祥；右寸带纵，两女之喜；左关左尺脉皆大，心脉流利必三男；右关右尺脉皆大，心脉流利必三女。然三部有一部之滞，未宜遽②许为胎；各脉无一脉之顺，何敢轻言是孕。子死母存，尺浮而寸沉；母亡子活，尺涩而寸伏。盖子系于肾，尺浮则子无生气；母系于肺，寸沉则母有生机。子系于尺，尺涩而子之气不散；母系于寸，寸伏而母之根已离。沉细之脉，胎欲离经；浮滑之脉，胞将即产。腹疼腰痛，定然即降；浆③来胞破，未可言生。身重体寒，面又青，脉无可畏；心烦血燥，舌兼黑，脉断堪忧。子母难留，唇口沫出；娘儿全活，面鼻颜黄。新产脉缓，自存胃气；新产脉滑，未损脾阴。实大既形，定非佳信；弦急兼现，岂是麻④祥。沉小实为顺候⑤，涩促半作逆观。脉微何足害，尚可回阳；脉洪反宜愁，最嫌逆冷。妇人之脉若此，小儿之诊若何？三部不妨俱数，只虑沉迟；六经各喜均长，翻嫌细小。惟弦紧不可骤扬，恐来风邪之祟；更虚濡不宜长见，虞多水气之殃。急脉形于指下，呕吐而腹痛难痊；大脉浮于关前，泻痢而心惊不救。见此已可通彼，知偏何难悟全哉。

　　陈士铎曰：男女之病，彼此相同，原无反背，故有病可据脉而同断也。惟胎产前后少异于男子，故鬼真君又传此篇，而于论孕娠独详也。至

---

　　① 纵：纵者，夫行乘妻。水行乘火，金行乘木，即鬼贼脉也，名曰纵。

　　② 遽：遂，就。

　　③ 浆：病状名。亦名胞浆、胎浆。《脉经》载："妇人怀躯六七月暴下余水，其胎必依而堕。此非时，孤浆预下，气虚皆虚故也。"即羊水。

　　④ 麻：庇荫、保护。《玉篇·广部》曰："麻，庇麻也。"唐代韩愈《潮州祭神文》载："山川之神，克麻于人。"

　　⑤ 顺候：即脉顺四时之令，顺五脏之常，及与病症为顺也。

于小儿，原不必切脉，以气血未全，各脉不十分全准。鬼真君之论小儿，亦约略之辞。然而小儿纯阳，所生之病多是饮食之伤，惊疳吐泻之症。得此数言，以括其全，所谓要言不烦也。

又曰：妇人之脉少异于男子者，左尺多旺耳。男子左尺旺，实非佳兆。女子左尺旺，此阴血有余，转是佳祥，盖易于受胎也。

又曰：妇人之病最难治者，以其性情多郁耳。郁则气血即不流通，经辄闭塞，而左关随现涩脉矣。故看妇人之脉，贵切肝脉，辨其涩与不涩，是第一秘法。虽各经皆有涩脉，而左关不涩，其郁未甚也。

又曰：小儿之脉，弦紧、弦急俱是外邪，除此之外，皆内伤也。治内伤之法，以补脾健胃为先，即治外邪，亦当顾正，虽脉纯现弦紧、弦急，未可单祛外邪也。

⊡ 点 评

本门主要描述了妇人和小儿的生理及病理性脉象及其常见病因病机。妇人妊娠气血充盛，脉象以三部之脉滑利较为常见。中医学认为"天地之气，左升而右降，升属阳，降为阴，故左为阳，右为阴。男女胎之分主于左右脉，即是阴阳升降之气为之"。故可认为左脉辨男胎、右脉辨女胎；本文以仲景所论相乘之脉辨胎儿情况，左手脉象寸脉为纵，则为两男之兆；右手脉象寸脉为纵，则为两女之兆，而元代戴起宗《脉诀刊误》认为相乘之脉，乃五脏之邪，发为病邪，见之于脉，妊娠乃阴阳和平，阳施阴化以成形，故出现有逆于理，乘于脏，现于脉。心脉流利，左关、尺脉为大脉，为三男之兆，右手关、尺脉皆为大脉，为三女之兆。妇人在妊娠期，母亲的状况多与肺、寸脉相关，胎儿的状况多与肾、尺脉相关。中医学认为"女子以肝为先天"，且性多怫郁，而肝主疏泄，故女子病因以肝郁较为常见。

纯阳之体、脾常不足是小儿的病理生理特点，小儿运化功能尚未健全，而生长发育对水谷精气的需求较成人更为迫切，故常易为饮食所伤，出现积滞、泄泻、呕吐等脾胃系病变；《丹溪心法》认为小儿"肝常有余"，且小儿神气怯弱，故感受病邪后邪易深入，引动肝风，故小儿多见于惊风等证。小儿感受外邪多见弦、紧、急脉象，而其他脉象皆为内伤。而治内伤之法，以补脾健胃为主；治外邪之法，应当祛邪之余不忘顾护正气。

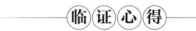

妊娠期脉象常见以六部脉滑利，尺脉尤甚，为古今医家的共识。如《素问》言"少阴脉动甚"，《濒湖脉学》云"尺脉滑利"，而临床实践提示妇女孕期脉象多以六部脉充盈滑利顺畅为主，一般多见于40~60日[1]。张忠惠[2]研究发现滑脉诊断为早期妊娠的准确度为97.6%。徐洪文[3]通过使用脉象图描记表明妊娠妇女滑脉检出率为98.75%。故妊娠期以滑脉较为常见。《诊家枢要》则单从尺脉判断"左手尺脉洪大为男，右手沉实为女"。有研究[4]观察妊娠中期妇女脉象发现，男胎组左右手脉象滑脉、弦脉、浮脉、沉脉的出现率均略高于女胎组，但不同性别胎儿孕妇脉象五要素均无显著性差异[5]。临床研究提示不孕症患者以肝郁体质较为常见，其证型以肝郁肾虚证较为显著[6]；另有研究提示多囊卵巢综合征以肝郁证较为常见[7]。故女子以肝为先天，妇人疾病以肝郁较为显著。

积食、呕吐、泄泻等是小儿的常见疾病，"小儿百病积为先"，临床常见厌食、便秘、腹痛等脾胃病，治疗以健脾益胃为重点。刘岚菁等[8]认为食积既是小儿的致病因素，又是一些小儿疾病的病理产物。小儿常见病中有食积、夜惊等症，而这些疾病与脾胃功能失调有着密切关系，故小儿病的治疗中应该充分考虑脾胃。

参考文献

[1] 熊大武，李千笛. 早期妊娠妇女脉象变化的观察报告 [J]. 贵阳中医学院学报，1997，19（1）：57-58.

[2] 张忠惠. 滑脉诊断早期妊娠的评价研究 [J]. 中国中西医结合杂志，1993，12（5）：13.

[3] 徐洪文. 脉象图与脉诊客观化 [J]. 山东中医药大学学报，1993，16（3）：24.

[4] 倪正仙，王忆勤，燕海霞，等. 胎儿性别对孕妇脉象的影响 [J]. 辽宁中医药大学学报，2010，12（10）：28-29.

[5] 段玲，尔西丁. 胎儿性别、体重及孕周与妊娠晚期妇女血清 HCG

含量的相关分析［J］. 新疆医学，2000，30（4）：229-230.

［6］武颖，张莹，何军琴，等. 900例不孕症患者中医体质与中医证候及相关因素的相关性分析［J］. 中国临床医生杂志，2020，48（10）：1254-1258.

［7］曾倩，黄晨曦，李宛静，等. 多囊卵巢综合征患者中医证型分布特征及与内分泌情况的相关性分析［J］. 辽宁中医杂志，2021，48（02）：126-130.

［8］刘岚菁，田金娜. 从小儿常见病论脾胃的重要性［J］. 内蒙古中医药，2020，39（12）：72-73.